Rupesh Chaurasiya
Pooja Dixit
Alok Kumar Dixit

ESTUDOS SOBRE NEMÁTODOS GASTROINTESTINAIS EM CAPRINOS

Rupesh Chaurasiya
Pooja Dixit
Alok Kumar Dixit

ESTUDOS SOBRE NEMÁTODOS GASTROINTESTINAIS EM CAPRINOS

ScienciaScripts

Imprint

Any brand names and product names mentioned in this book are subject to trademark, brand or patent protection and are trademarks or registered trademarks of their respective holders. The use of brand names, product names, common names, trade names, product descriptions etc. even without a particular marking in this work is in no way to be construed to mean that such names may be regarded as unrestricted in respect of trademark and brand protection legislation and could thus be used by anyone.

Cover image: www.ingimage.com

This book is a translation from the original published under ISBN 978-620-7-64712-5.

Publisher:
Sciencia Scripts
is a trademark of
Dodo Books Indian Ocean Ltd. and OmniScriptum S.R.L publishing group

120 High Road, East Finchley, London, N2 9ED, United Kingdom
Str. Armeneasca 28/1, office 1, Chisinau MD-2012, Republic of Moldova, Europe
Printed at: see last page
ISBN: 978-620-7-65770-4

CONTEÚDO

1

1. INTRODUÇÃO

De acordo com o censo pecuário de 19, existe uma população caprina de cerca de 135,5 milhões de animais na Índia (Censo Pecuário, 2012). A criação de caprinos é muito importante em países como a Índia, onde a maioria dos agricultores não tem terra ou é marginal. As cabras são criadas para produzir leite e carne. A pele e o cabelo também são importantes. Quando se trata de criação de caprinos, o manejo dos animais é muito fácil. Eles podem se alimentar de subprodutos agrícolas e os animais também podem pastar. O principal obstáculo na criação económica de caprinos são as perdas de produção devido a parasitas, dos quais os nemátodes gastrointestinais são de suma importância, pois estes competem com a dieta do animal e consomem grande parte do insumo, resultando numa redução da eficiência produtiva.

Estudos de prevalência e tratamento de nematóides gastrointestinais estão sendo realizados cada vez com mais frequência. Devido às alterações climáticas, à desflorestação e ao aumento da irrigação, o nicho ecológico dos parasitas e dos seus hospedeiros intermediários também está a mudar, levando a alterações na prevalência dos parasitas ou na epidemiologia das doenças parasitárias (Dixit *et al.*, 2017a). Muitos estudos sobre este aspecto examinaram a prevalência de diferentes parasitas em diferentes partes do mundo (Asmare *et al* ., 2016) incluindo a Índia (Khajuria *et al.,* 2013 e Sorathiya *e outros.* , 2017). Vários estudos também foram realizados em Madhya Pradesh para determinar a prevalência e os fatores de risco associados aos nematóides gastrointestinais em cabras (Gupta *et al.,* 2013; Dixit *et al.* , 2016 e Sunandhadevi *e outros,* 2017).

Entre esses nematóides gastrointestinais estão estrongilos como *Haemonchus* sp . de grande importância porque sugam o sangue de seus hospedeiros, o que, além de perdas diretas de produção, leva à anemia, hipoproteinemia e outros efeitos adversos à saúde. O tratamento destes parasitas torna-se importante quando o seu número se torna significativo e a produção é afetada. Para reduzir o número de parasitas, são utilizados anti-helmínticos com diferentes mecanismos de ação. Entre estes anti-helmínticos, os mais utilizados são os benzimidazóis , que se ligam à tubulina, uma proteína estrutural dos microtúbulos , que estão envolvidos nos processos de movimento, divisão e secreção celular em todos os organismos vivos, incluindo os parasitas. Alguns outros anti-helmínticos, como o closantel , que atua desacoplando a fosforilação, e a avermectina , que atua bloqueando a transmissão da atividade elétrica nas células nervosas e musculares dos parasitas, também são conhecidos por sua eficácia contra nematóides gastrointestinais. A eficácia destes anti-helmínticos contra nematóides foi considerada variável por diferentes especialistas (Das *et al* ., 2015). Tendo como pano de fundo estes factos e números, o presente estudo foi planeado com os seguintes objectivos .

Objetivos

1. Estimando a prevalência de parasitas gastrointestinais em cabras em Rewa.

2. Estudo da eficácia terapêutica comparativa de diferentes anti-helmínticos contra nematóides gastrointestinais em caprinos.

2. REVISÃO DA LITERATURA

2.1 Prevalência

2.1.1 Madhya Pradesh

Chedge *e outros* . (2013) estudaram a prevalência de parasitas gastrointestinais (GI) em 46 cabras (10 machos e 36 fêmeas) em Adhartal , Jabalpur. A prevalência global dos parasitas foi de 78 por cento. Entre os parasitas, a prevalência de Strongyles foi a mais elevada (70%), seguida de Coccidia (57%), *Trichuris* sp . (37%), *Strongyloides* sp . (4%), anfíbios (2%), *fasciola gigante* (2%) e *Moniezia expansão* (2%). A prevalência específica por gênero foi de 13% em homens e 65% em mulheres. A prevalência relacionada à idade foi de 22% em animais jovens e 57% em adultos. Entre as raças, a prevalência de parasitas foi de 100% na raça Sirohi e 58% na raça Barbari.

Gupta *et al.* (2013) estudaram a prevalência de parasitas gastrointestinais em pequenos ruminantes e em torno de Jabalpur. De 902 amostras fecais de cabras e ovelhas, a prevalência global foi de 97 por cento. A maioria das infecções foi encontrada por Strongyloides (79,08%), seguido por Coccidia (45,38%), *Trichuris* sp . (18,19%), Anfíbios (17,53%), *Strongyloides* sp . (3,91%) e *fascíola* sp . (3,57%). Uma pequena infecção por *Moniezia* sp . (2,63%) e infecção insignificante *por Toxocara* sp . (0,39%) também foram detectados.

banal *e outros* . (2015) examinaram um total de 1.405 amostras fecais (960 cabras e 445 ovelhas) de animais abatidos no matadouro em Mhow, Indore, durante um período de um ano. Foi encontrada uma prevalência global de 90,05 por cento. Entre os diferentes helmintos, a maior prevalência nos estrongiloides (85,40%), seguido pelos anfíbios (21,78%), *foi o Trichuris* sp. (21,70%), *Strongyloides* sp . (12,24%), *Moniezia* sp. (5,77%) e *fascíola* sp. (4,56%). A maior prevalência (92,96%) foi observada na estação das monções, seguida do inverno (89,20%) e do verão (87,76%). A prevalência específica por idade e sexo foi maior na faixa etária menor de 1 ano (91,05%) e nas mulheres (90,96%).

Singh *et al* . (2015) relataram a prevalência de infecções parasitárias gastrointestinais em cabras em Madhya Pradesh, Índia. 94,48% foram positivos para um ou mais parasitas gastrointestinais, sendo predominante Coccidia (82,4%), seguido por Strongyloides (69,27%), Anfíbios (22,71%), *Strongyloides* sp. (9,17%), *Trichuris* sp. (3,85%), *Moniezia* sp . (3,02%), esquistossomos (2,29%) e *Fascíola* sp. (1,77%). A incidência sazonal foi maior nas monções (98,06%) e menor no inverno (91,6%). A incidência de parasitas gastrointestinais foi maior em cabritos (96,25%) do que em caprinos adultos (93,89%).

Dixit *et al* . (2017a) encontraram prevalência de 82,75% em caprinos em Jabalpur. Entre os diferentes helmintos, a maior prevalência dos estrongilos (32,59%), seguido dos anfíbios (14,40%), *foi Moniezia* sp. (12,50%), *Strongyloides* sp. (0,79%), *Trichuris* sp. (0,47%) e *fascíola gigante* (0,32%). A prevalência anual mostrou uma diminuição altamente significativa (p<0,01) na prevalência de helmintos. Com exceção de *Trichuris* e *Moniezia* sp . O efeito do ano foi significativo para a prevalência de todos os outros helmintos gastrointestinais observados durante o estudo. Significativamente mais infecções por helmintos foram observadas na estação das monções (87,97%) do que no inverno (81,48%) ou no verão (79,03%). A diferença sazonal na prevalência foi significativa para Strongyles , *Strongyloides* sp ., anfíbios e *Moniezia* sp . Não houve diferenças significativas em *Trichuris* sp . e *Fascíola gigante* Infecções relacionadas à temporada. A prevalência de helmintos relacionada à idade não foi significativamente maior em crianças (83,13%) do que em adultos (82,62%).

Gupta *et al* . (2016) estudaram a prevalência de nematóides gastrointestinais em pequenos ruminantes em Jabalpur e arredores. A prevalência global de nemátodos gastrointestinais em cabras foi de 72,78 por cento. A maior prevalência foi encontrada na faixa etária de 1 a 3 anos, ou seja, 81,98%. A prevalência específica do sexo de nematóides GI em caprinos foi maior nas fêmeas (73,05%) do que nos machos (71,62%).

Singh *et al* . (2016) estudaram a prevalência de infecções por Strongyle em cabras na região de Mahakoushal , Madhya Pradesh. Os Strongyls eram *Haemonchus* sp ., *Trichostrongylus* spp ., *Oesophagostomum* sp . e *Bunostomum* sp. em ordem decrescente em caprinos. As larvas de *Haemonchus* sp. (61,63%) e *Strongyloides* sp . (7,50%) foram mais comuns em Balaghat, *Trichostrongylus* sp. (18,13%) em Narsinghpur, enquanto *Oesophagostomum* sp. (10,50%) e *Bunostomum* sp. (5,75%) ocorreram no distrito de Chhindwara.

Rajpoot *e outros*. (2017) avaliaram o estudo de coprocultura da infecção por Strongyles em cabras do matadouro Mhow, Madhya Pradesh, durante o período de novembro de 2015 a março de 2016. A prevalência geral foi de 65 por cento. Sete gêneros de parasitas foram reconhecidos entre os vários Strongyles. *Haemonchus* sp. (32,33%) foi o nematóide gastrointestinal predominante, seguido por *Esophagostomum* sp. (22,51%), *Trichostrongylus* sp . (18,67%), *Cooperia* spp . (15,03%), *Nematodirus* spp . (12,65%), *Ostertagia* spp . (3,34%) e *Bunostomum* sp . (3,12%).

Sakya *e outros* . (2017) examinaram um total de 900 amostras fecais de cabras de Mhow e arredores e determinaram a ocorrência de Strongyles , *Strongyloides papiloso* , *Trichuris* sp . e infecções mistas na área de estudo. Infecção significativamente maior de nematóides gastrointestinais foi encontrada na estação das monções (50,67%) em comparação com o verão (41,33%) e a estação do inverno (38,33%). Uma taxa de infecção significativamente maior foi encontrada em cabras com um ano de idade (50,43%) do que em cabras com mais de um ano (19,31%).

Sunandhadevi *e outros* . (2017) estudaram a prevalência de nematóides gastrointestinais em cabras da região de Jabalpur, em Madhya Pradesh. A prevalência global de nemátodos gastrointestinais em cabras foi de 73,15 por cento. Entre os diversos nematóides GI, a maior prevalência foi encontrada de Strongyles (68,47%), seguido por *Strongyloides* sp . (33,98%) e *Trichuris* sp . (23,14%). Foi encontrada uma diferença altamente significativa na prevalência de nematóides GI em cabras adultas (84,44%) em comparação com cabras velhas (64,22%) e jovens (64,10%). A prevalência foi significativamente maior em cabras fêmeas (76,14%) em comparação com cabras machos (66,11%). Prevalência significativamente maior foi encontrada em cabras em fazendas organizadas (77,73%) em comparação com cabras em fazendas não organizadas (68,20%).

2.1. 2ÍNDIA

Chavan *e outros.* (2008) examinaram 779 amostras fecais de cabras e 65,85 por cento foram positivas. Na época das chuvas, das 294 amostras fecais, 80,61 por cento foram positivas, enquanto no inverno, das 250 amostras fecais, 61,20 por cento foram positivas e na época de verão, das 235 amostras fecais, 52,34 por cento foram positivas.

Bandyopadhyay *e outros.* (2010) estudaram a prevalência de parasitas gastrointestinais em cabras em Shillong, Meghalaya e os parasitas detectados foram *Esophagostomum venulosum, esofagostomum columbianum , Haemonchus contortus , Bunostomum trigonocéfalo , Trichuris spp , Trichostrongylus colubriforme , Moniezia expansa , Moniezia Benedeni , Gaigeria paquisálida* e anfíbios. A prevalência de *Haemonchus contorcido* no retículo foi detectado em 76,80% dos casos.

Khajuria *e outros.* (2013) estudaram a prevalência sazonal de helmintos GI em ovinos e caprinos na zona agroclimática média da província de Jammu. Eles encontraram a prevalência de Strongyles (50,1%), *Trichuris* sp . (12,1%), *Strongyloides* sp . (4,2%), anfíbios (8,3%), *fasciola* sp . (8,2%) e *Dicrocoélio* sp . (5,4%). Embora os estrongilóides fossem predominantes em todas as estações, foram observadas significativamente mais infecções nas monções do que no inverno.

Brahma *et al.* (2015) determinaram a prevalência de helmintos gastrointestinais e a intensidade da infecção por nematóides gastrointestinais em cabras pretas de Bengala em uma fazenda organizada em Bengala Ocidental, Índia. Um total de 40 cabras com idades entre três meses e um ano foram examinadas utilizando coprologia padrão durante um período de um ano, de outubro de 2012 a setembro de 2013 . A prevalência global de infecção por helmintos gastrointestinais foi de 71,04 por cento. A maior prevalência geral (80,63%) e intensidade de infecção por nematóides GI por ovos por grama (EPG) de fezes foi observada nas monções e a menor prevalência (64,31%) e intensidade foi registrada no verão.

Chavhan *e outros* . (2017) conduziram um estudo necroscópico para determinar a prevalência de parasitas gastrointestinais em 235 cabras

Osmanabadi em Maharashtra. A prevalência global foi de 71,06 por cento. A prevalência geral por espécie foi de Strongyles (29,36%). *Eimería* sp . (4,68%), *Moniezia* sp . (4,68%) , *Strongyloides* sp . (1,75%) , *Trichuris* sp . (0,42%).

Das *et al.* (2017) estudaram a prevalência de infecções parasitárias gastrointestinais em cabras na região montanhosa de Meghalaya. Um total de 834 amostras de fezes de caprinos foram examinadas durante um ano. A prevalência global de infecções parasitárias gastrointestinais em cabras foi de 28,65 por cento. Entre os helmintos estavam Strongyloides (32,63%) o mais comum, seguido por *Strongyloides* sp . (12,55%), *Moniezia* sp . (10,04%) e *Trichuris* sp . (8,36%). Coprocultura de amostras de fezes de cabra revelou presença de *Haemonchus contorcido* (72,16%), *Esôfagostômio* sp . (14,41%), *Strongyloides* sp . (8,91%) e *Trichostrongylus* sp . (4,50%) larvas.

Faran *et al* . (2017) estudaram a prevalência de infecções por helmintos em cabras em Udaipur, Rajasthan. Das 390 amostras fecais examinadas, 296 (75,89%) caprinos foram positivos para uma ou mais espécies de helmintos parasitas . Nas cabras havia estrongilídeos mais comum (31,08%), seguido por anfíbios (23,31%), *Trichuris* sp . (15,20%), *Fasciola* sp . (7,77%), *Moniezia* sp . (2,70%) e *Strongyloides* sp . (0,67%). A proporção de infecções mistas foi de 19,25%. Para os caprinos, a análise sazonal revelou a maior prevalência no período chuvoso (81,66%), seguida do inverno (71,11%) e a menor no verão (70,83%). As observações específicas de género mostraram que as mulheres (94,1%) foram infectadas com mais frequência do que os homens (87,8%). Em termos de idade, a maior prevalência foi na faixa etária superior a 2 anos (84,66%), seguida da faixa de 1 a 2 anos (73,07%) e da faixa de 6 meses a 1 ano (67,27%).

Jas *et al* . (2017) estudaram a prevalência e intensidade de infecções por helmintos gastrointestinais de ocorrência natural em cabras na Nova Zona Aluvial de Bengala Ocidental. A prevalência de helmintos GI foi de 70,52 por cento, com o grupo de nematóides Strongyles (65,18%) sendo significativamente maior do que outros helmintos. *Haemonchus contortus foi* considerada a espécie predominante. A maior prevalência (85,11%) e intensidade de infecção por GI (EPG = 640) foi observada nas monções e a menor prevalência (60,55%) e intensidade (EPG = 340) foi observada no verão.

Rajarajan *e outros*. (2017) estudaram a prevalência do parasitismo GI em ovinos e caprinos entre outubro de 2016 e março de 2017 no distrito de Pudukkottai , Tamilnadu . Foram examinadas um total de 1.300 amostras fecais de ovinos (650) e caprinos (650). A prevalência global foi de 43 por cento, tendo a população ovina uma prevalência superior (46,46%) à população caprina (39,53%). A maior prevalência de parasitas GI foi observada em animais jovens em comparação aos adultos. Maior prevalência (54,46%) foi encontrada no período chuvoso e 31,53% no período seco. Os parasitas gastrointestinais observados foram *Haemonchus contortus* , *Esofagostomum columbianum* , *Bunostomum trigonocéfalo* , *Strongyloides papiloso* , *Moniezia expansão* e coccídios .

Sanalkumar *e outros* . (2017) estudaram a influência sazonal na ocorrência de doenças nematóides GI em uma fazenda organizada no distrito de Wayanad , em Kerala. A estrongilose foi a doença nematóide gastrointestinal predominante , seguida pela tricurose e pela anfistomose . *Haemonchus* sp . foi a estrongilose predominante na fazenda.

Saravanan e Palanivel (2017) relataram a ocorrência de parasitas helmínticos e protozoários através de levantamento coprológico em cabras diarreicas trazidas para TVCC, Faculdade de Veterinária e Instituto de Pesquisa, Namakkal . O estudo descobriu que os parasitas gastrointestinais são causados principalmente por *Meileia* sp. (55,0%)*, Haemonchus contorcido* (40,0%) , seguido por *Moniezia* sp . (11,6%), *Strongyloides papiloso.* (3,3%) e *Trichuris* sp. (1,6%). Infecções mistas ocorreram predominantemente com *Haemonchus contorcido* e *Eimeria* sp . para (5,0%). A prevalência de parasitismo GI foi maior em homens (60,0%) do que em mulheres (40,0%). A incidência de parasitas GI também foi alta em crianças pequenas na faixa etária inferior a 2 meses (43,3%), seguida por 2-4 meses (26,7%), 4-6 meses (15,0%), 6 meses a 1 ano (8,3%) e >1 ano (6,7%).

Singh *et al* . (2017) estudaram a prevalência do parasitismo GI em pequenos ruminantes na zona oeste de Punjab, Índia. Das 603 amostras fecais examinadas (391 ovinos e 212 caprinos), 501 foram positivas, com uma prevalência global de 83,08 por cento, consistindo em 85,16 por cento e 79,24 por cento em ovinos e caprinos, respectivamente. As mulheres (85,97%) tiveram prevalência significativamente maior que os homens (69,23%). Com relação à idade, os animais adultos (>6 meses) apresentaram probabilidade significativamente maior de estarem infectados com parasitas do que os animais jovens (<6 meses). Variações sazonais foram observadas ao longo do ano, com prevalência significativamente maior durante as monções (90,10%) do que no inverno (83,84%) e/ou verão (78,35%).

Sorathiya *e outros.* (2017) investigaram a prevalência e os fatores de risco para o parasitismo GI em rebanhos caprinos criados tradicionalmente no sul de Gujarat. Os fatores de risco foram idade, gestação, lactação, estação do ano, pastoreio em terreno úmido e higiene. As cabras têm uma prevalência global de 41,1 por cento, entre as quais estrongilos (26,9%), anfíbios (18%), *Trichuris* sp . (8,1%), *Nematodirus* sp . (3,9%) e coccídios (20%) estavam presentes.

Jena *et al* . (2018) examinaram um total de 930 cabras quanto à presença de helmintos GI, dos quais 86,13% foram considerados positivos em Ranchi, Jharkhand, Índia. Entre os vários nematóides, *Strongyloides* sp ., *Trichostrongylus* spp., *Haemonchus* sp . , *Trichuris* spp ., *Oesophagostomum* sp . , *Bunostomum* sp . , *Ostertagia* spp ., *Cooperia* sp . e *Marshallegia* sp . Foram encontradas associações altamente significativas (P <0,01) entre flutuações sazonais, específicas de idade e sexo e prevalência de helmintos .

Satish *e outros* . (2018) estudaram a prevalência de parasitas GI em ovinos e caprinos em Chennai e arredores, Tamil Nadu. Das 344 amostras fecais coletadas de 145 ovinos e 199 caprinos, 83,43% foram positivas. A prevalência de parasitas GI foi quase a mesma em ovinos (83,45%) e caprinos (83,41%). A proporção de infecções mistas (58,9%) foi superior à de monoinfecções (41,1%). Entre as monoinfecções estavam oocistos de *Meileia* sp . (71,18%) o mais comum, seguido por *Strongyloides* sp . (13,56%), Estrongilos (12,71%), *Trichuris* sp. (1,69%) e anfíbios (0,84%).

Verma *e outros.* (2018) examinaram um total de 1.419 amostras fecais de cabras de Bareilly, UP. A prevalência geral foi de 86,11 por cento. As infecções parasitárias mais comuns foram coccídia (71,45%), estrongilos (28,40%), *moniezia* sp . (18,74%) e *Strongyloides* sp . (0,70%). A maior prevalência de coccídios (81,07%) foi observada em cabras Jamunapari , enquanto a maior prevalência de Strongyle (30,64%) foi observada em cabras Barbari . Cabras Jakhrana tiveram a maior taxa de prevalência de *Moniezia* infecções . Em termos de idade, a prevalência de oocistos de coccídios foi maior na faixa etária de 6 a 12 meses de idade de cabras, enquanto uma maior prevalência de estrongilos foi observada em cabras com mais de 6 meses de idade. A infecção por *Moniezia* sp . no entanto, foi mais comum em cabras com idade entre 2 e 6 meses. Mensalmente, a prevalência foi maior em setembro e outubro. *Haemonchus* predominou entre as infecções por nematóides sp .

2.2. 3 NO EXTERIOR

Asif *et al.* (2008) examinaram 338 amostras fecais (86 de ovelhas e 252 de cabras) dentro e ao redor dos distritos de Rawalpindi e Islamabad, no Paquistão, de agosto de 2004 a dezembro de 2005. A prevalência global foi de 65,70 por cento. A prevalência de parasitas GI foi maior em ovinos (72,00%) do que em caprinos (63,70%). Em ovelhas, *Haemonchus* sp . (80,64%), Coccidia (51,61%), *Trichuris* sp . (32,25%), *Nematodirus* sp . (29,03%) e *fascíola* sp . (4,38%) foi detectado, enquanto apenas *Haemonchus foi detectado nas amostras fecais de caprinos* sp . (75,00%), *Trichuris* sp . (62,5%) e coccídios (57,50%).

De acordo com Akhter *e outros.* (2011), 43,10% das cabras estavam infectadas com diversas espécies de nematóides , incluindo *Haemonchus contorcido* (14,65%), *Trichuris ovis* (8,17%), *Trichostrongylus axei* (7,61%), *Trichostrongylus colubriforme* (6,76%), *Esôfagostômio columbiano* (5,35%), *Ostertagia circuncinta* (5,35%), *Chabertia ovina* (4,79%) e *Strongyloides papiloso* (4,51%) em Hyderabad, Paquistão.

Dagnachev *e outros.* (2011) examinaram 558 amostras fecais de pequenos ruminantes. A prevalência global de helmintos foi de 47,67 por cento. A prevalência de helmintíase em nível de espécie foi de 46,07% em ovinos e 55% em caprinos. Strongyles (37,63%) foram os parasitas mais comuns encontrados na área, seguidos por *Fasciola* sp . (6,99%) .

Hassan *et al.* (2012) avaliaram a prevalência de ecto e endoparasitas em cabras pretas de Bengala em Pahartali Thana , no distrito de Chittagong, Bangladesh, durante fevereiro a maio de 2006. A prevalência geral de helmintos gastrointestinais em cabras foi de 63,41 por cento. *Strongyloides* estavam presentes nessas amostras positivas sp . (51,74%) mais comum e *Moniezia* sp . e *capilar* sp . menos comum. Neste estudo, cabras mais velhas (>24 meses) foram mais frequentemente infectadas com endoparasitas do que cabras mais jovens (<24 meses).

Kumsa *e outros.* (2011) examinaram 222 amostras fecais (157 ovinos e 65 caprinos) dentro e ao redor de Bishoftu durante a estação seca de novembro de 2007 a abril de 2008. Os resultados do estudo mostraram que 81% dos ovinos e 83% dos caprinos abrigavam um ou mais gêneros. de parasitas. Quando coprocultivadas amostras positivas, os gêneros de helmintos em ordem decrescente de prevalência em ovinos foram *Trichostrongylus / Teladorsagia* sp . (46,7%) , *Haemonchus* sp . (34,9%), *esôfagostômio* sp . (16,8%) , *Strongyloides* sp . (0,9%) e *Bunostomum* sp . (0,7%). Também em caprinos a prevalência dos gêneros de helmintos foi *Trichostrongylus / Teladorsagia em ordem decrescente* sp . (40,3%), *Haemonchus* sp . (39,4%) e *esôfagostômio* sp . (16,7%), *Strongyloides* sp . (3,0%) e *Bunostomum* sp . (0,6%) foram identificados como os gêneros de nematóides mais abundantes em ambos os hospedeiros.

Kantzoura *e outros.* (2012) examinaram 557 amostras fecais para determinar a prevalência de infecções parasitárias gastrointestinais em pequenos ruminantes. Ovos de helmintos foram detectados em 7,90% das amostras. Estrongilos estavam presentes em 3,40 por cento, *Nematodirus* sp . em 1,10 por cento, *Trichuris* sp . em 2,90 por cento, *Fasciola hepatica* em 0,50 por cento e *Dicrocoelium dendrítico* encontrado em 0,20 por cento dos animais.

Ayaz *et al* . (2013) estudaram a prevalência de helmintos em cabras no sul de Punjab, Paquistão. O estudo incluiu *Fasciola hepatica,*

Haemonchus contortus , *Paramphistomum colo do útero* , *esôfagostômio columbianum* , *cotilóforo cotylophorum* , *Moniezia expansa* , *Ostertagia dia de Páscoa* e *Ostertagia circuncinta* encontrado. A prevalência global de helmintos em cabras foi de 52 por cento.

Hossain *et al* . (2015) conduziram um inquérito epidemiológico transversal sobre a prevalência de parasitas GI em 200 amostras de fezes de ovinos em Sunamganj , Bangladesh . A prevalência global de infecção por parasitas gastrointestinais em cabras e ovelhas foi de 45,00 por cento e 40,00 por cento, respectivamente. Os parasitas helmintos *Fascíola gigante* (46,67%), *Paramphistomum cervi* (50%), *Haemonchus contortus* (35,56%), *Moniezia* spp. (35,56%), *Trichuris* spp. (13,33%), *Strongyloides* sp. (11,11%) e *Eimeria* spp. (37,78%) foram encontrados em caprinos e *Fasciola gigantica* (37,50%), *Paramphistomum cervi* (63,75%), *Haemonchus contortus* (20,00%), *Moniezia* spp. (30,00%), *Trichuris* sp . (23,75%) e *Eimería* sp . (43,75%) encontrado em ovinos.

Zvinorova *e outros.* (2016) encontraram maior prevalência de oocistos coccídeos (43%), estrongilídeos (31%) e menor prevalência de trematódeos e cestóides.

Babjak *e outros* . (2017) examinaram os parasitas GI mais comuns em rebanhos de cabras leiteiras em 30 fazendas na Eslováquia. Um total de 944 cabras adultas foram examinadas durante as temporadas de pastejo 2014-2016. Ovos de uma ou mais espécies de parasitas GI foram detectados em 95,90 por cento das amostras. Ovos de Strongyl estiveram presentes na maioria das amostras (92,00%), seguidos de *Strongyloides papiloso* (14,05%), *Trichuris* sp . (7,84%), *Nematodirus* sp . (3,98%) e *Moniezia* sp . (2,65%).

Dabasa *e outros* . (2017) investigaram a prevalência de infecções pelo parasita GI e factores de risco associados em pequenos ruminantes em distritos seleccionados da zona de Bale, sudeste da Etiópia. Amostras fecais foram coletadas aleatoriamente de 384 animais (41 ovinos e 343 caprinos) e examinadas coprologicamente . A prevalência global foi de 77,8 por cento, incluindo 63,4 por cento em ovinos e 79,6 por cento em caprinos. Nove gêneros de parasitas com prevalência geral *Strongyloides* sp . (25,2%), *Trichostrongylus* sp . (13,8%), Coccidia (15,1%), *Paramphistomum* spp. (14%), *Fasciola* sp . (11,5%), *Ostertagia* spp. (1,5%), *Haemonchus* sp. (1%), *Trichuris* spp. (0,26%), *tamum esofágico* sp . (0,26%) e infecções mistas (17%) foram detectadas na área.

Islam *e outros*. (2017) estudaram a epidemiologia dos parasitas GI em cabras e ovelhas em Mymensingh, Bangladesh. A prevalência global foi de 74,8 por cento. A prevalência em termos de espécie foi de 77,0 por cento em caprinos e 65,9 por cento em ovinos. Foram identificadas nove espécies de parasitas GI na área de estudo, nomeadamente *Strongyloides* sp ., *Haemonchus* sp ., *Esofagostomum* spp ., *Trichostrongylus* spp ., *Trichuris* sp ., *Parafistomo* spp ., *Fascíola* sp ., *Eimería* sp . e *balantídio* sp . Pequenos ruminantes jovens tiveram prevalência significativamente maior (78,4%) do que adultos (68,8%). A prevalência foi maior no sexo feminino (83,6%) do que no masculino (64,7%). A infecção foi significativamente maior em pequenos ruminantes com má condição corporal (82,1%) do que em pequenos ruminantes com média (72,2%) e boa condição corporal (53,8%). A maior prevalência foi encontrada no período chuvoso (83,6%), seguido do verão (78,6%) e inverno (59,4%).

Rahman *et al.* (2017) estudaram a prevalência de parasitas gastrointestinais em Tangail , Bangladesh. A prevalência global de infecções por parasitas gastrointestinais foi de 63,4 por cento. A prevalência por parasita foi *Fasciola* sp. (8,45%), *Paramfistomo* spp. (28,17%), *Moniezia* spp. (2,11%), *Haemonchus* sp. (31,22%), *Trichuris* spp. (1,17%), *Esophagostomum* spp. (10,80%), *Strongyloides* sp. (4,93%), *Trichostrongylus* sp . (2,35%), *Bunostomum* sp . (1,64%), *Eiméria* sp . (24%) e *balantídio* sp . (6,34%). Animais com condição corporal ruim (74,67%) foram os mais acometidos, comparados aos animais com condição corporal regular (62,38%) e boa (39,00%). Foram encontradas diferenças sazonais significativas entre período chuvoso (72,44%), inverno (56,72%) e verão (61,82%).

Wondimu e Guttu (2017) realizaram um exame fecal qualitativo de 384 amostras fecais (201 ovinos e 183 caprinos) de novembro de 2011 a abril de 2012 para identificar os principais nematóides GI e sua prevalência em ovinos e caprinos no distrito de Guto. Determine Gida na Etiópia. Verificou-se que 92,5 por cento das ovelhas e 81,97 por cento das cabras abrigavam ovos de nematóides GI. Tanto ovinos como caprinos foram infectados com os mesmos tipos de parasitas, mas com diferentes níveis de infestação. Os seis gêneros de nematóides identificados com alta prevalência foram *Haemonchus* sp. (21,87%), *Trichostrongylus* spp. (14,87%) , *Trichuris* spp. (12,5%) , *Esofagostomum* spp. (10,67%) , *Bunostomum* sp. (11,19%) e *Strongloides* sp. (7,29%).

Amran *e outros* . (2018) estudaram a prevalência de infecções parasitárias em diferentes raças caprinas existentes em diferentes distritos de Bangladesh. A carga parasitária global foi quase a mesma em todas as áreas de estudo; 63,88 por cento em amostras do Hospital Veterinário Central (CVH), 62,13 por cento em amostras do Hospital Veterinário de Bangladesh Universidade Agrícola e 59,43% em amostras do Hospital Veterinário Escolar SA Quaderi. A prevalência de infecção por nematóides foi maior em cabras CVH (66%).

Dugassa *e outros*. (2018) examinaram a prevalência de nematóides GI em ovinos e caprinos no distrito de Zigway Dugda , Etiópia . Um total de 384 ovinos (281) e caprinos (103) selecionados aleatoriamente foram examinados coprologicamente usando flutuação simples e técnicas de contagem de ovos de McMaster. Uma prevalência global de 75,8% e 61,2% foi encontrada em ovinos e caprinos, respectivamente. Entre os vários helmintos, o Strongyloides ocorreu com maior frequência sp. (54,17%), seguido por *Strongyloides* sp. (8,33%), *Trichuris* sp. (3,13%) e infecções mistas (6,25%).

2.2   Eficácia terapêutica comparativa

Dacasto e Cocuzza (1995) examinaram a eficácia da ivermectina na redução do número de ovos fecais de nemátodos gastrointestinais em cabras no Burundi. O tratamento com ivermectina na dose de 0,2 mg/kg de peso corporal reduziu a contagem de ovos em 99,8 e 97,3 por cento no dia 7 e no dia 14, respectivamente .

Ram *et al* . (2007) investigaram a eficácia comparativa de diferentes anti-helmínticos contra nematóides resistentes ao fenbendazol em cabras Pashmina. O ensaio de albendazol, combinação de albendazol mais rafoxanida, ivermectina e doramectina foi conduzido em cabras Pashmina, que têm histórico de resistência do fenbendazol ao *Haemonchus* sp . e foram mantidos em grandes altitudes *(>2.350 m* acima do nível do mar). O albendazol foi o menos eficaz (14%), seguido pela sua combinação com rafoxanida (54%). No entanto, a ivermectina e a doramectina foram 96% e 94% eficazes contra nematóides gastrointestinais em cabras Pashmina.

Godara *e outros*. (2011) estudaram a eficácia do fenbendazol, levamisol e ivermectina contra nematóides gastrointestinais em cabras Jamunapari. O exame fecal no dia 0 mostrou contagens de ovos por grama de 930 ± 175,1, 1350 ± 421,1, 1060 ± 224,9 e 800 ± 279,7 nos grupos A, B, C e D com cinco animais cada. Os resultados do exame larval mostraram a presença de *Haemonchus* sp . , *Trichostrongylus* sp . , *Esôfagostômio* sp . , *Bunostomum* sp . e *Strongyloides* sp . nestes animais. A contagem de ovos fecais dos animais tratados com fenbendazol (grupo A), levamisol (grupo B) e ivermectina (grupo C) foi reduzida em 23,66, 63,70 e 98,11 por cento, respectivamente, no 14º dia após o tratamento.

Ranabijuli *e outros* (2013) estudaram a eficácia comparativa da ivermectina e do closantel contra endoparasitas em cabras em Puri, Odisha . A presença de ovos de parasitas fecais foi detectada pelo método de flotação, que revelou maior incidência no grupo ivermectina (54,5%) em comparação ao grupo tratado com closantel (13,33%).

Akanda *e outros*. (2014) examinaram a eficácia comparativa de três medicamentos modernos diferentes contra a nematodíase em cabras. Vinte cabras foram divididas em 4 grupos de 5 animais cada. O grupo "D" serviu como controle, enquanto os grupos A, B e C foram tratados com ivermectina , fenbendazol e albendazol, respectivamente. Os valores de OPG antes e depois do tratamento foram registrados e a eficácia foi comparada. 87%), ivermectina (85%) e fenbendazol (92%) foram eficazes.

Sharma *et al* . (2016) examinaram os efeitos do tratamento de nematohelmintos gastrointestinais em ovinos e caprinos. A diminuição na contagem de ovos fecais foi de 82,60 por cento após o tratamento com levamisol e 78,87 por cento após o tratamento com fenbendazol no 14° dia após o tratamento.

Adediran e Uwalaka (2015) avaliaram a eficácia do levamisol , albendazol, ivermectina e *vernônia amigdalina* em cabras anãs da África Ocidental. O extrato *de Vernonia* estava no teste FECR *amigdalina* mais eficaz contra helmintos (100%) do que ivermectina (96%), levamisol (96%) e albendazol (99%).

Aktaruzzaman e Hossain (2015) estudaram o efeito de três diferentes anti-helmínticos modernos contra a nematodíase gastrointestinal em cabras pretas de Bengala . Foram utilizadas ivermectina injetável (@0,2 mg/kg de peso corporal sc) e duas preparações sólidas de levamisol HCl e albendazol (@7,5 mg/kg de peso corporal por via oral). A eficácia comparativa dos diferentes anti-helmínticos foi a ivermectina (83,25%), seguida do levamisol HCl (94,53%) e do albendazol (86,12%).

Benda *et al* . (2015) investigaram a eficácia de anti-helmínticos comerciais no controle de nematóides gastrointestinais em cabras mantidas em condições naturais nas terras altas do sudoeste de Uganda. A eficácia dos medicamentos variou entre distritos, com a maior redução média da contagem de ovos fecais (FECR) alcançada com closantel (100%), enquanto a menor média de FECR com albendazol (49%) foi observada nos distritos de Rukungiri e Kisoro .

Das *et al.* (2015) relataram resistência ao levamisol e ao fenbendazol em nematóides gastrointestinais em cabras em Jabalpur, Madhya Pradesh. Os grupos I a V foram tratados com ivermectina a 0,2 mg/kg de peso corporal (sc), levamisol a 7,5 mg/kg de peso corporal (sc), fenbendazol a 7,5 mg/kg de peso corporal (oral) e closantel a 10 mg/kg de peso corporal. peso (por via oral). O Grupo V serviu como controle não tratado. Foi observada resistência ao levamisol e ao fenbendazol, enquanto a ivermectina (99%) e o closantel (100%) foram eficazes.

Lathamani *e outros*. (2016) estudaram a prevalência de infecções helmínticas em pequenos ruminantes e a eficácia dos anti-helmínticos no distrito de Tumkur, em Karnataka. A partir dos resultados do FECR, poucos ovos foram recuperados dos animais tratados com ivermectina (98,48%), seguido de levamisol (96,81%) e fenbendazol (51,89%).

Singh *et al.* (2017) examinaram a resistência anti-helmíntica em ovinos e caprinos ao fenbendazol @15 mg/kg de peso corporal por via oral através de um teste de redução da contagem de ovos fecais. A redução na contagem de ovos fecais em Ludhiana (86,85%) e Amritser (45,33%) foi correspondente.

Bulbul *e outros*. (2018) estudaram o efeito de anti-helmínticos contra nematóides gastrointestinais naturalmente infectados em ruminantes no distrito de Budgam, Jammu e Caxemira, Índia. Ao administrar ivermectina a 0,2 mg/kg de peso corporal sc, bolus de ivermectina a 0,2 mg/kg de peso corporal por via oral, suspensões de albendazol a 7,5 mg/kg de peso corporal por via oral e fenbendazol a 7,5 mg/kg por via oral foram administrados, a redução percentual em a contagem de ovos fecais dos caprinos no 14º dia após o tratamento foi 96,39+1,52, 97,56+1,94, 86,05+3,82 e 85,06+, respectivamente 4,52.

3. MATERIAIS E MÉTODOS

3.1 Localização   e local de trabalho

Rewa está localizada a 24°31'57" de latitude norte e 81°17'32" de longitude leste a 309 MSL (nível médio do mar) e tem um clima ameno, geralmente quente e temperado, com uma precipitação média de 1128 mm.

Capra hircus) foi realizado de fevereiro de 2017 a janeiro de 2018 em algumas áreas rurais e em torno de Rewa, Madhya Pradesh, e a eficácia terapêutica comparativa dos anti-helmínticos foi avaliada.

O trabalho foi realizado no Departamento de Medicina Veterinária da Faculdade de Ciência Veterinária e Pecuária , NDVSU, Rewa (MP).

3.2 Área de estudo

Para estimar a prevalência de parasitas gastrointestinais em cabras, foram seleccionados vários locais no distrito de Rewa, nomeadamente, quinta organizada de cabras, aldeia Kuthuliya , aldeia Silpari , aldeia Amilki , aldeia Etora. Ambedker nagar , a aldeia de Sonora, a aldeia de Bichhiya e a aldeia de Ambah . As cabras eram mantidas semi-intensivamente ou caipiras nas aldeias.

3.3 Coleta de amostras fecais

Um total de 504 amostras fecais de cabras foram examinadas para determinar a prevalência de parasitas gastrointestinais. As amostras fecais foram coletadas em sacos de polietileno etiquetados individualmente . Essas amostras fecais foram levadas ao laboratório o mais rápido possível para exames adicionais.

3.4   Coleta de dados

Também foram registradas idade, sexo, raça e vermifugações anteriores dos animais.

3.5 Exame de amostras fecais

3.5.1 Métodos qualitativos

3.5.1.1 Processo de flotação

A técnica de flotação com sal saturado foi utilizada para detectar ovos de nematóides (Zajac e Conboy, 2012).

Processos

A amostra fecal (1 g) foi triturada em almofariz e bem misturada com 14 mL de água para produzir uma suspensão homogênea, que foi então peneirada em peneira de náilon de malha única para remoção de material grosso. A suspensão resultante foi transferida para um tubo de centrífuga de 15 ml e a mistura foi centrifugada a 1500-2000 rpm durante 2 minutos; o processo foi repetido 2-3 vezes até o sobrenadante ficar límpido. O sobrenadante foi descartado cuidadosamente e o sedimento foi misturado com solução salina saturada e centrifugado a 1500-2000 rpm por 2 minutos. Os ovos foram removidos tocando a superfície com a extremidade de uma haste de vidro de corte quadrado e transferidos para uma lâmina de microscópio. A lâmina foi então coberta com uma lamínula e examinada ao microscópio. O sedimento também foi examinado quanto à presença de ovos de trematódeos .

3.5.2 Métodos quantitativos

A técnica modificada de contagem de ovos de McMaster (Zajac e Conboy, 2012) foi utilizada para quantificar ovos estrongilídeos nas amostras fecais.

Processos

1 g de fezes e 14 mL de solução de flotação foram misturados até obter um volume total de 15 mL e peneirados em peneira comum de náilon de malha única para remover as partículas mais grossas. A suspensão foi bem misturada. As câmaras da lâmina McMaster foram imediatamente preenchidas com a mistura utilizando uma pipeta Pasteur, preenchendo todos os espaços e evitando bolhas de ar. A lâmina é deixada por alguns minutos e a câmara de contagem cheia é então colocada sem ser perturbada na plataforma de um microscópio composto por 10-15 minutos. Conte a quantidade de ovos em cada pista das duas câmaras em uma área de 1 cm². Cada tipo de parasita foi contado separadamente. Para determinar o número de ovos do parasita por grama de fezes,

EPG = Número total de ovos em 2 câmaras x 50

(onde 50 é o fator de diluição)

3.6 Configuração experimental

Quarenta cabras com nematodose gastrointestinal (EPG acima de 600) foram selecionadas aleatoriamente e divididas em 4 grupos de tratamento (G_1, G_2, G_3 e G_4), sendo cada grupo contendo 10 animais.

Tabela 01:   Configuração do experimento

Grupo de tratamento	Número de cabras	Tratamento
G1	10	Controle não tratado
G2	10	Fenbendazol @7,5 mg/kg de peso corporal, uma vez por via oral
G3	10	Closantel @10 mg/kg de peso corporal, uma vez por via oral
G4	10	Ivermectina @0,2 mg/kg de peso corporal sc uma vez

3.7 Avaliação da eficácia terapêutica dos anti-helmínticos

3.7.1 Cálculo da redução na contagem de ovos fecais (FECR, %)

O número de ovos fecais por grama de fezes (EPG) foi registrado para cada animal no dia 0 (antes do tratamento) e $10°$, $14°$ [após] o tratamento.

A redução da contagem de ovos fecais (FECR) foi calculada usando a seguinte fórmula:

$$FECR (\%) = \frac{(EPG\ antes\ do\ tratamento - EPG\ após\ o\ tratamento)}{(EPG\ antes\ do\ tratamento)} \times 100$$

3.8 Perfil hematológico-bioquímico   em caprinos de diferentes grupos

3.8.   1Coleta de amostras de sangue

Cinco ml de sangue foram coletados assepticamente da veia jugular do animal no dia 0 (antes do tratamento) e nos dias 10 e 14 (após o tratamento). Como anticoagulante tornou-se É utilizado ácido etilenodiaminotetracético (EDTA).

3.8.2 Parâmetros hematológicos

Os seguintes parâmetros hematológicos foram determinados utilizando o método descrito por Benjamin (2001).

a)   Estimativa de hemoglobina

Coloque 4-5 gotas de HCl 0,1 N no tubo de medição do hemoglobinômetro Sahli e, em seguida, adicione exatamente 20 µl (0,02 ml) da amostra de sangue no tubo do hemoglobinômetro usando a pipeta de hemoglobina e misture bem usando o agitador. Deixe o tubo repousar por 10 minutos para permitir a formação de hematina ácida. Desenvolve-se uma cor marrom. Em seguida, a solução de hematina é diluída com água destilada até que a cor corresponda aos padrões de vidro e o menisco inferior seja lido na leitura. Isso resulta no valor de Hb em g por 100 ml de sangue ou g % ou g por dl de sangue.

b)   Volume globular (PCV)

Coloque a amostra de sangue na seringa com a agulha longa e insira a agulha no tubo de hematócrito de modo que toque o fundo do tubo. Levante a agulha lenta e lentamente. Ao mesmo tempo, drene lentamente o sangue para que o tubo Wintrobe fique completamente cheio sem bolhas de ar. Em seguida, ajuste o nível da amostra de sangue para a marca 10 no lado direito do tubo Wintrobe , calibrando de baixo para cima. Coloque o tubo na centrífuga e gire a 3000 rpm por 30 minutos. Após a centrifugação, vemos uma massa de hemácias na parte inferior chamada PCV. Imediatamente acima da massa de hemácias há uma camada branca a cinza de leucócitos e plaquetas, chamada de código buffy, e o plasma sanguíneo. O valor de concentrado de hemácias é multiplicado por 10 para obter o PCV por 100 ml de sangue ou PCV%.

c)   Contagem diferencial de leucócitos (DL C)

Uma fina mancha de sangue foi colocada em uma lâmina limpa, seca e sem gordura e seca. As células foram então fixadas nas lâminas colocando-as em álcool metílico por 5 minutos. Após a secagem, as lâminas foram coradas com corante Giemsa . A identificação dos diferentes tipos de células foi feita visualizando a lâmina sob imersão em óleo (100X) por meio da contagem de 10 campos.

d)   Contagem total de leucócitos

Despeje o sangue na pipeta para diluir os leucócitos até a marca 0,5, limpe o sangue grudado na parte externa da pipeta e aspire os leucócitos até a marca 11. Misture o diluente com o sangue girando a pipeta entre as palmas das mãos durante dois minutos. Em seguida, descarte as primeiras gotas da ponta da pipeta. Coloque a folha de cobertura no hemocitômetro e carregue a câmara do hemocitômetro tocando a ponta da pipeta na junção entre a borda do hemocitômetro e a folha de cobertura até que a câmara do hemocitômetro esteja cheia com o sangue diluído sem bolhas de ar. Deixe as células descansarem na câmara do hemocitômetro por 5 minutos . Conte os leucócitos no microscópio de baixa potência (10X) nos quatro cantos dos quadrados grandes. Conte as células que estão nas bordas esquerda e inferior do quadrado e ignore as células que estão nas bordas direita e superior.

Cálculo : - TLC = N x 50 leucócitos/µl

e) Número total de eritrócitos (TEC)

Encha a pipeta de diluição de eritrócitos até à marca 0,5 e aspire o líquido de diluição de eritrócitos até à marca 101 e misture rodando entre as palmas das mãos durante 2 minutos. Coloque a folha de cobertura sobre o hemocitômetro e descarte o líquido (algumas gotas) do vapor da pipeta. Coloque a ponta da pipeta na junção da câmara do hemocitômetro e da folha de cobertura de modo que o sangue diluído flua sob a folha de cobertura por ação capilar. Aguarde 5 minutos para que as células assentem. Conte as células em 5 quadrados secundários (80 quadrados pequenos) do quadrado central grande sob o microscópio de alta potência (40X). Conte as células nas linhas que tocam as bordas esquerda e inferior e ignore as células que tocam as bordas direita e superior dos quadrados. Adicione o número de células de todos os cinco quadrados e calcule o RBC da seguinte forma.

Cálculo: - TEC = N x 10.000 hemácias/µl

3.8.3 Parâmetros bioquímicos

3.8.4 O sangue foi armazenado intacto em tubos de ensaio secos em ângulo e o soro foi separado após 2 horas. Os parâmetros bioquímicos foram medidos com um kit comercial analisado .

Os diferentes parâmetros foram

a) Proteína sérica total:

A proteína sérica total foi medida colorimetricamente usando kits pelo método Biuret. Pegue 1 ml de reagente proteico total e adicione 0,02 ml da amostra a um tubo de ensaio. Incubar a 37 ° C por 10 minutos. Meça a absorvância do padrão (6,0 g/dL) e de cada teste a 546 nm em relação ao branco do reagente. A proteína total foi calculada usando a seguinte fórmula:

$$\text{Proteína total (g/dl)} = \frac{\text{Absorvância do teste}}{\text{Absorvância do padrão}} \times \text{Concentração do padrão (g/dl)}$$

b)   Albumina sérica:

A concentração de albumina foi medida colorimetricamente pelo método do corante BCG por meio de kits e expressa em gramas por decilitro (g/dL). Pegue 1 ml de reagente albumina e coloque 0,01 ml da amostra em um tubo de ensaio. Misture bem e meça a absorbância do padrão e de cada teste a 630 nm contra o branco do reagente (3,6 g/dL) após um minuto de incubação a 37 ^{0} C. A albumina foi calculada usando a seguinte fórmula.

$$\text{Albumina (g/dl)} = \frac{\text{Absorvância do teste}}{\text{Absorvância do padrão}} \times \text{concentração do padrão (g/dl)}$$

c)   Alanina aminotransferase (ALT) :

A ALT foi medida colorimetricamente usando o método IFCC e kits baseados em ensaio cinético e expressa em unidades internacionais por litro (UI/L). A alanina aminotransferase catalisa a transferência do grupo amino entre L-alanina e α -cetoglutarato para formar piruvato e glutamato. Na reação subsequente, a lactato desidrogenase (LDH) reduz o piruvato a lactato com a oxidação simultânea do dinucleotídeo de nicotinamida adenina (reduzido) (NADH) em dinucleotídeo de nicotinamida adenina (NAD). A taxa de oxidação de NADH em NAD é medida como uma diminuição na absorvância a 340 nm , que é proporcional à atividade de ALT na amostra. A concentração de ALT foi expressa em UI/L.

$$\text{Atividade ALT (UI/L)} = \Delta \text{ A/ minuto X Fator cinético}$$

d)   Aspartato aminotransferase (AST) :

Foi medido colorimetricamente pelo método IFCC e cineticamente e expresso em unidades internacionais por litro (UI/L). A aspartato aminotransferase catalisa a transferência do grupo amino entre L-aspartato e 2-oxoglutarato para formar oxaloacetato e glutamato. O oxaloacetato formado reage com o NADH na presença da malato desidrogenase (MDH) para formar NAD. A taxa de oxidação de NADH em NAD é medida como uma diminuição na absorvância a 340 nm , que é proporcional à atividade AST na amostra. A concentração de AST foi expressa em UI/L.

Atividade AST = Δ A/minuto X Fator cinético

e)   Nitrogênio ureico no sangue (BUN):

A uréia sanguínea foi medida colorimetricamente usando kits baseados no teste inicial do corante NED. A uréia forma um complexo colorido com ftaldeído e naftiletilenodiamina (NED). Foram adicionados 0,5 ml de reagente e 0,05 ml de amostra a um tubo de ensaio, a concentração do padrão foi de 50 mg/dl e a absorbância foi medida em 505 nm .

O BUN foi calculado usando a seguinte fórmula:

$$\text{Uréia sérica (mg/dl)} = \frac{\Delta A \text{ do teste}}{\Delta A \text{ da norma}} \times 50 \text{ (mg/dl)}$$

BUN (mg/dl) = uréia sérica x 0,467

f)   Creatinina sérica :

A creatinina foi medida colorimetricamente usando kits baseados no método de Jaffe , com resultados relatados em miligramas por decilitro (mg/dL). A creatinina reage com o picrato alcalino para formar uma reação de Jaffe . Pegue 1 ml de reagente e adicione 0,1 ml da amostra a um tubo de ensaio. Misture bem e leia a absorbância inicial (A_1) após 30 segundos e a absorbância final (A_2) após mais 120 segundos tanto para o "teste" quanto para o "padrão".

A creatinina foi calculada usando a seguinte fórmula:

$$\text{Creatinina (mg/dl)} = \frac{\Delta A \text{ do teste}}{\Delta A \text{ da norma}} \times \text{concentração do padrão (mg/dl)}$$

3.9 Análise estatística dos dados

O teste qui-quadrado foi utilizado para análise dos dados de prevalência. Os dados experimentais foram analisados por meio de análise de variância (Snedecor e Cochran, 1994), e as médias dos diferentes grupos de tratamento foram comparadas por meio do Teste de Faixa Múltipla de Duncan (Duncan, 1955).

4. RESULTADOS

4.1 Prevalência geral

Foram examinadas 504 amostras fecais, das quais 403 foram positivas, ou seja, a prevalência global foi de 79,96% (403/504). Em termos de área, a prevalência foi na aldeia de Etora Ambedker nagar mais alto (97,22%), seguido pela aldeia Amilki (93,87%), aldeia Sonora (93,33%), aldeia Ambah (92,30%), aldeia Bichhiya (85,36%), aldeia Kuthuliya (75%) e mais baixa em empresas organizadas (58,26 %) (Tabela 02).

Tabela 02: Prevalência de parasitas gastrointestinais em cabras dentro e ao redor de Rewa

S. Não.	Localizações	Número total de cabras examinadas	Número de cabras positivas	Prevalência (%)	Prevalência de infecções						
					A	S	SL	T	F	M	C
1.	Fazenda Organizada; Rewa	127	74	58,26	32	38	1	33	1	24	22
2.	Aldeia Kuthuliya; Rewa	48	36	75,00	9	27	5	3	0	1	23
3.	Aldeia Bichhiya; Rewa	41	35	85,36	24	10	0	16	0	0	11
4.	Aldeia Amilki; Rewa	49	46	93,87	25	35	4	6	0	2	30
5.	Vila Silpari; Rewa	145	123	84,82	49	99	7	7	8º	17	90
6.	Vila Sonora; Rewa	45	42	93,33	17	33	1	8º	3	14	26
7.	Aldeia Etora Ambedker Nagar; Rewa	36	35	97,22	11	34	0	2	0	0	20
8º.	Aldeia Ambah;	13	12	92h30	3	6	0	2	0	0	9

Rewa										
No total	**504**	**403**	**79,96**	**170**	**282**	**18**	**77**	**12**	**58**	**231**
Prevalência (%)				**33,73**	**55,95**	**3,57**	**15.28**	**2,38**	**11.51**	**45,83**

Como na Tabela 02, A = Anfistomas, S = Estrongilóides, SL = *Strongyloides* sp . , T = *Trichuris* spp ., F = *Fasciola* sp ., M = *Moniezia* spp . e C = coccídios.

4.1.1 Infecção mono e mista

Destas 403 amostras positivas, 285 amostras (70,72%) foram positivas para infecções mistas (70,72%) enquanto 118 amostras (29,28%) foram positivas para monoinfecções (Tabela 03).

Tabela 03: Prevalência de infecções mono e mistas por parasitas gastrointestinais em caprinos

S. Não.	Tipos de infecção	Número de amostras positivas	Prevalência (em porcentagem)
1.	Mono	118	29.28
2.	Misturado	285	70,72
No total		**403**	

4.1.2 Prevalência por parasita

A maior prevalência de acordo com os parasitas foi Strongyloides 55,95 por cento (282/504), seguido por coccídios 45,83 por cento (231/504), anfíbios 33,73 por cento (170/504), *Trichuris* sp . 15,28 por cento (77/504), *Moniezia* sp . 11,51 por cento (58/504), *Strongyloides* sp . 3,57 por cento (18/504) e *Fasciola* sp . 2,38 por cento (12/504) (Tabela 04).

Tabela 04: Prevalência parasitária por tipo de patógeno

S. Não.	Parasitas	Prevalência (em porcentagem)
1.	Lombrigas	55,95
2.	Coccidia	45,83
3.	Anfistomas	33,73
4.	*Trichuris* spp.	15.28
5.	*Moniezia* spp.	11.51

| 6. | *Strongyloides* sp. | 3,57 |
| 7. | *Fascíola* sp. | 2,38 |

4.1.3 Prevalência dependente da idade

Do total de 504 caprinos, 488 eram adultos (>6 meses de idade) e 16 eram cabritos (menos de 6 meses de idade). A prevalência em caprinos (87,5%) não foi significativamente maior que em adultos (79,71%) (Tabela 05).

Tabela 05: Prevalência dependente da idade de parasitas gastrointestinais em cabras

S. Não.	Faixas etárias	Número total de amostras	Número de amostras positivas	Prevalência (porcentagem)
1.	Adulto	488	389	79,71
2.	Criança	16	14	87,5
	No total	**504**	**403**	

4.1.4 Prevalência específica de género

Do total de 504 caprinos, foram registradas 408 fêmeas e 96 machos. A prevalência em fêmeas (85,78%) foi significativamente maior (P<0,01) do que em machos (55,21%). (Tabela 06).

Tabela 06: Prevalência específica de gênero de parasitas gastrointestinais em cabras

S. Não.	sexo	Número total de amostras	Número de amostras positivas	Prevalência (porcentagem)
1.	Masculino	96	53	55.21
2.	Feminino	408	350	85. 78**
	No total	**504**	**403**	

**P<0,01

4.1.5 Prevalência sazonal

A maior prevalência de parasitas foi registrada nos meses de inverno (dezembro-fevereiro 93,47%), seguido pelas monções (junho-setembro 89,28%), verão (março-maio 70%) e pós-monções (outubro-novembro 62,06%). A diferença sazonal na prevalência foi altamente significativa. (P<0,01). (Tabela 07).

Tabela 07: Prevalência sazonal de parasitas gastrointestinais em caprinos

S. Não.	temporada	Total de amostras	Positivo	Prevalência (porcentagem)
1.	Monção (junho a setembro)	252	225	89,28
2.	Pós-monção (outubro-novembro)	116	72	62.06
3.	Inverno (dezembro a fevereiro)	46	43	93,47
4.	Verão (março-maio)	90	63	70,00
	No total	504	403	

4.1.6 Eficácia terapêutica comparativa

contagem de ovos fecais no grupo G_2 (fenbendazol @7,5 mg/kg de peso corporal uma vez por via oral) foi de 98,36 por cento no dia 10. dia após o tratamento e 92,39 por cento no $14°$ dia após o tratamento. No grupo G_3 (closantel@10 mg/kg de peso corporal uma vez por via oral), o FECR foi de 93,37 por cento no dia 10 após o tratamento e 96,49 por cento no dia 14 dia após o tratamento. No grupo G_4 (ivermectina@0,2 mg/kg de peso corporal uma vez por via oral) o FECR foi de 94,72 por cento no dia 10. dia após o tratamento e 96,57 por cento no dia 14 após o tratamento. (Tabela 08).

Tabela 08: Média de ovos por grama (EPG) de fezes em diferentes intervalos em diferentes grupos

grupos	Dia 0	Dia 10	Dia 14

G1	Controle não tratado	1745±263,99	1510±492,21	2105±639,94
G2	Fenbendazol @ 7,5 mg/kg de peso corporal, uma vez por via oral	4275±532,83	70±48,99 **(98,36)**	325±291,95 **(92,39)**
G3	Closantel @10mg/kg de peso corporal, uma vez por via oral	3850±476,33	255±111,92 **(93,37)**	135±65,43 **(96,49)**
G4	Ivermectina @0,2mg/kg de peso corporal sc uma vez	3505±1304,13	185±71,90 **(94,72)**	120±57,83 **(96,57)**

Os números entre parênteses indicam eficácia

4.2   Exames hematológicos

Os diversos parâmetros hematológicos como hemoglobina, hematócrito, contagem diferencial de leucócitos, contagem total de leucócitos e contagem total de eritrócitos foram estimados e os resultados obtidos nos dias 0, 10 e 14 do experimento são apresentados em diferentes tabelas.

4.2.1 Hemoglobina

No grupo controle não tratado G_1, os valores médios de Hb caíram no 10° dia não significativo e não aumentou significativamente no dia 14 em comparação com os valores do dia 0. No grupo tratado com fenbendazol G2, os valores médios de Hb não aumentaram significativamente aos 10 dias após o tratamento, enquanto aumentaram significativamente aos 14 dias após o tratamento em comparação com os valores de 0 dias. No grupo tratado com G3 e tratado com closantel, os níveis médios de Hb não diminuíram significativamente aos 10 dias pós-tratamento, enquanto não aumentaram significativamente aos 14 dias pós-tratamento em comparação com os níveis do dia 0. Naquele tratado com G 4 No grupo ivermectina , os níveis médios de Hb não aumentaram significativamente aos 10 dias pós-tratamento, enquanto aumentaram significativamente aos 14 dias pós-tratamento em comparação com os níveis do dia 0 (Tabela 09).

Tabela 09: Média de hemoglobina (g/dl) em diferentes intervalos em diferentes grupos (média ± EP)

grupos		Dia 0	Dia 10	Dia 14
G1	Controle não tratado	$5,04 \pm 0,30$ [aA]	$5,00 \pm 0,37$ [aA]	$5,84 \pm 0,30$ [aA]
G2	Fenbendazol @ 7,5mg/kg. peso corporal uma vez por via oral	$5,20 \pm 0,18$ [aA]	$6,22 \pm 0,76$ [aA]	$7,06 \pm 0,71$ [aB]
G3	Closantel @10mg/kg de peso corporal, uma vez por via oral	$6,54 \pm$ [0,45ba]	$6,36 \pm 0,17$ [aA]	$6,82 \pm 0,20$ [aA]
G4	Ivermectina @0,2mg/kg de peso corporal sc uma vez	$5,50 \pm 0,24$ [aA]	$6,07 \pm 0,35$ [aA]	$7,01 \pm 0,31$ [aB]

As observações com diferentes letras minúsculas em uma coluna e diferentes letras maiúsculas em uma linha como número sobrescrito são significativamente diferentes ($p \leq 0,05$)

4.2.2 Volume globular

grupo G_1, que não foi tratado com fenbendazol, os valores médios de PCV nos dias 10 e 14 não diminuíram significativamente em comparação com os valores no dia 0. No grupo G_2 tratado com fenbendazol, o PCV médio valores aumentados -Valores 10. e 14 dias após o tratamento não aumentaram significativamente em comparação com os valores de 0 dias. No grupo tratado com closantel G3, os valores médios de PCV não aumentaram significativamente aos 10 dias após o tratamento, mas aumentaram aos 14 dias. dias após o tratamento não diminuiu significativamente em comparação com os valores do dia 0. No grupo G4 tratado com ivermectina, os valores médios de PCV não diminuíram significativamente nos dias 10 e 14 após o tratamento em comparação com os valores no dia 0 (Tabela 10).

Tabela 10: **Volume globular médio (em porcentagem) em diferentes intervalos em diferentes grupos (média ± SE)**

	grupos	Dia 0	Dia 10	Dia 14
G1	Controle não tratado	$17,03 \pm 1,13$ [aA]	$14,88 \pm 1,08$ [aA]	$16,71 \pm 1,16$ [aA]
G2	Fenbendazol @ 7,5 mg/kg de peso corporal, uma vez por via oral	$16,41 \pm 0,79$ [aA]	$18,92 \pm 2,27$ [aA]	$19,32 \pm 2,28$ [aA]
G3	Closantel @10mg/kg de peso corporal, uma vez por via oral	$17,45 \pm 0,78$ [abA]	$17,80 \pm 0,78$ [aA]	$17,38 \pm 0,95$ [aA]
G4	Ivermectina @0,2mg/kg de peso corporal sc uma vez	$21,88\pm$ [2,74ba]	$18,94 \pm 1,10$ [aA]	$19,95 \pm 1,47$ [aA]

As observações com diferentes letras minúsculas em uma coluna e diferentes letras maiúsculas em uma linha como número sobrescrito são significativamente diferentes ($p \leq 0,05$)

4.2.3 Volume corpuscular médio

No grupo G_2 tratado com fenbendazol, os valores médios de VCM não aumentaram significativamente no 10° dia após o tratamento. Os valores médios do VCM aos 14 dias foram inferiores aos valores aos 10 dias, mas superiores aos valores aos 0 dias. Naquele tratado com G_4 No grupo ivermectina, os valores médios de VCM não diminuíram significativamente aos 10 dias pós-tratamento, enquanto diminuíram significativamente aos 14 dias pós-tratamento em comparação com os valores de 0 dias (Tabela 11).

Tabela 11: **Volume corpuscular médio (fl) em diferentes intervalos em diferentes grupos (média ± SE)**

	grupos	Dia 0	Dia 10	Dia 14
G1	Controle não tratado	$17,25\pm 2,10$ [bcB]	$11,92 \pm 0,70$ [aA]	$13,10\pm1,38$ [aAB]
G2	Fenbendazol @ 7,5 mg/kg de peso corporal, uma vez por via oral	$10,27 \pm 1,40$ [aA]	$15,05\pm3,22$ [aA]	$13,08 \pm 1,99$ [aA]
G3	Closantel @10mg/kg de peso corporal, uma vez por via oral	$14,64\pm$ [1,78abA]	$12,88 \pm 1,67$ [aA]	$13,57 \pm 1,52$ [aA]

| G4 | Ivermectina @0,2 mg/kg de peso corporal uma vez | 23,36± ^{3,34cB} | 22,02± ^{2,91bb} | 13,57 ± 1,16 ^{aA} |

As observações com diferentes letras minúsculas em uma coluna e diferentes letras maiúsculas em uma linha como número sobrescrito são significativamente diferentes (p≤0,05)

4.2.4 Concentração média de hemoglobina corpuscular

No grupo controle não tratado G_1, os valores médios de CHCM aumentaram no 10° dia. e 14° dia não aumentaram significativamente em relação aos valores do dia 0. No grupo tratado com fenbendazol G2, os valores médios de MCHC foram quase os mesmos 10 dias após o tratamento, embora não tenham aumentado significativamente 14 dias após o tratamento em comparação com os valores pré-tratamento. No grupo G3 tratado com closantel, os valores médios de MCHC não diminuíram significativamente aos 10 dias pós-tratamento, enquanto não aumentaram significativamente aos 14 dias pós-tratamento em comparação com os valores do dia 0. No grupo tratado com ivermectina G4, os valores médios de MCHC aumentaram significativamente aos 10 dias após o tratamento, enquanto aos 14 dias após o tratamento aumentaram significativamente em comparação com os valores aos 0 dias (Tabela 12).

Tabela 12: Concentração média de hemoglobina corpuscular (g/dl) em diferentes intervalos em diferentes grupos (média ± EP)

grupos		Dia 0	Dia 10	Dia 14
G1	Controle não tratado	30,58± 2,19 ^{abA}	33,64± ^{0,91abA}	35,65 ± 1,78 ^{aA}
G2	Fenbendazol @ 7,5 mg/kg de peso corporal, uma vez por via oral	32,56± 2,30 ^{abA}	32,85 ± 0,44 ^{aA}	38,00±3,44 ^{aA}
G3	Closantel @10mg/kg de peso corporal, uma vez por via oral	38,60± ^{4,22ba}	36,21± ^{1,56ba}	40,61 ± 3,08 ^{aA}
G4	Ivermectina @0,2mg/kg de peso corporal sc uma vez	27,72 ± 2,50 ^{aA}	32,23±1,07 ^{aAB}	36,39 ± 2,35 ^{aB}

As observações com diferentes letras minúsculas em uma coluna e diferentes letras maiúsculas em uma linha como um número sobrescrito diferem significativamente (p≤0,05)

4.2.5 Contagem diferencial de leucócitos

4.2.5.1 Contagem de neutrófilos

As alterações nos níveis médios de neutrófilos nos diferentes grupos em diferentes momentos às vezes não aumentaram ou diminuíram significativamente, mas estiveram dentro da faixa normal para cabras. No grupo G_2 tratado com fenbendazol, o valor diminuiu no $10°$ dia após o tratamento em comparação aos valores pré-tratamento (Tabela 13).

Tabela 13: Média de neutrofilia (em porcentagem) em diferentes intervalos em diferentes grupos (média ± SE)

	grupos	Dia 0	Dia 10	Dia 14
G1	Controle não tratado	47,68±1,92	45,17±0,31	48,39±0,37
G2	Fenbendazol @ 7,5mg/kg. peso corporal uma vez por via oral	45,39±0,31	43,15±0,37	46,12±2,10
G3	Closantel @10mg/kg de peso corporal, uma vez por via oral	43,12±0,46	45,15±0,18	44,20±1,52
G4	Ivermectina @0,2mg/kg de peso corporal sc uma vez	47,12±0,71	48,30 ±1,32	46,71±0,91

4.2.5.2 Contagem de eosinófilos

Médios de eosinófilos no grupo tratado com fenbendazol diminuíram aos 10 e 14 dias após o tratamento, enquanto aumentaram no grupo tratado com closantel aos 10 e 14 dias após o tratamento. No grupo tratado com ivermectina , diminuíram 10 e 14 dias após o tratamento (Tabela 14).

Tabela 14: Eosinofilia média (em porcentagem) em diferentes intervalos em diferentes grupos (média ± EP)

	grupos	Dia 0	Dia 10	Dia 14
G1	Controle não tratado	4,60±1,79	5,50±1,00	4,87±0,85
G2	Fenbendazol @ 7,5 mg/kg de peso corporal, uma vez por via oral	4,83±0,85	3,79±0,21	3,83±0,60
G3	Closantel @10mg/kg de peso corporal, uma vez por via oral	3,91±0,50	4,32±0,70	4,60±0,30
G4	Ivermectina @0,2 mg/kg de peso corporal uma vez	4,50±0,72	4,30±0,81	3,90±0,82

4.2.5.3 Contagem de monócitos

Os níveis médios de monócitos nos diferentes grupos às vezes aumentaram ou diminuíram em diferentes momentos, mas estavam dentro da faixa normal para cabras. No grupo G4 tratado com ivermectina, os níveis médios de monócitos diminuíram no dia 10 e no dia 14 pós-tratamento em comparação com os níveis pré-tratamento (Tabela 15).

Tabela 15: Contagem média de monócitos (em porcentagem) em diferentes intervalos em diferentes grupos

	grupos	Dia 0	Dia 10	Dia 14
G1	Controle não tratado	0,33±0,10	0,00±0,00	0,00±0,00
G2	Fenbendazol @ 7,5 mg/kg de peso corporal, uma vez por via oral	0,63±0,20	0,70±0,03	0,58±0,11
G3	Closantel @10mg/kg de peso corporal, uma vez por via oral	0,00±0,00	0,55±0,07	0,53±0,02
G4	Ivermectina @0,2mg/kg de peso corporal sc uma vez	0,70±0,08	0,53±0,00	0,00±0,00

4.2.5.4   Contagem de linfócitos

As contagens médias de linfócitos nos diferentes grupos estavam dentro da faixa normal para cabras em diferentes momentos. No grupo G2 tratado com fenbendazol, as contagens médias de linfócitos diminuíram no dia 10 e no dia 14 pós-tratamento em comparação com os níveis pré-tratamento (Tabela 16).

Tabela 16:   Média de linfócitos (em porcentagem) em diferentes intervalos em diferentes grupos (média ± EP)

	grupos	Dia 0	Dia 10	Dia 14
G1	Controle não tratado	46,92±2,00	45,32±1,20	46,44±1,10
G2	Fenbendazol @ 7,5 mg/kg de peso corporal, uma vez por via oral	51,22±1,97	49,12±2,00	49,72±1,30
G3	Closantel @10mg/kg de peso corporal, uma vez por via oral	47,12±0,97	50,31±1,12	48,12±0,86
G4	Ivermectina @0,2mg/kg de peso corporal sc uma vez	50,32±1,32	51,39±0,13	49,32±0,97

4.2.6 Contagem total de leucócitos

No grupo G_1 não tratado, os valores médios de CPT não aumentaram significativamente após 10 dias. Os valores de TLC após 14 dias foram inferiores aos valores pré-tratamento. No grupo G_2 tratado com fenbendazol, os valores médios de TLC não aumentaram significativamente no 10º dia após o tratamento. Os valores médios de TLC no dia 14 foram inferiores aos do dia 10, mas inferiores aos valores pré-tratamento. No grupo tratado com closantel G3, os níveis médios de TLC não aumentaram significativamente no dia 10 pós-tratamento. Os valores médios de CPT no dia 14 foram inferiores aos do dia 10, mas inferiores aos valores do dia 0. No G_4 tratado Grupo Ivermectina , os valores médios de CPT não diminuíram significativamente no dia 10 e no dia 14 pós-tratamento (Tabela 17).

Tabela 17: Contagem total média de leucócitos (células/µl) em diferentes intervalos em diferentes grupos (média ± EP)

	grupos	Dia 0	Dia 10	Dia 14
G1	Controle não tratado	6795,00 ± 1250,92 ^{aA}	7815,00 ± 1184,69 ^{aA}	6765,00 ± 1114,15 ^{aA}
G2	Fenbendazol @ 7,5 mg/kg de peso corporal, uma vez por via oral	7540,00 ± 775,12 ^{aA}	8.560,00 ± 1.257,37 ^{aA}	6120,00 ± 1059,85 ^{aA}
G3	Closantel @10mg/kg de peso corporal, uma vez por via oral	9785,00 ± 1126,45 ^{aA}	10315,00 ± 792,95 ^{aA}	7680,00 ± 917,76 ^{aA}
G4	Ivermectina @0,2mg/kg de peso corporal sc uma vez	8.060,00 ± 615,44 ^{aA}	7315,00 ± 1208,05 ^{aA}	6725,00 ± 920,27 ^{aA}

As observações com diferentes letras minúsculas em uma coluna e diferentes letras maiúsculas em uma linha como número sobrescrito são significativamente diferentes ($p \leq 0,05$)

4.2.7 Número total de eritrócitos

No grupo de fenbendazol tratado com G_2, os valores médios de TEC não diminuíram significativamente aos 10 dias pós-tratamento, enquanto não aumentaram significativamente aos 14 dias pós-tratamento em comparação com os valores de 0 dias. No grupo closantel tratado com G_3, os valores médios de TEC não aumentaram significativamente aos 10 dias pós-tratamento em comparação com os valores do dia 0. No grupo tratado com ivermectina G4, o valor médio da TEC aumentou significativamente aos 14 dias após o tratamento em comparação com os valores aos 0 dias (Tabela 18).

Tabela 18: Média de TEC (milhões/µl) em diferentes intervalos em diferentes grupos (média ± EP)

	grupos	Dia 0	Dia 10	Dia 14
G1	Controle não tratado	11,03 ± 1,24 ^{aA}	12,73 ± 0,87 ^{abA}	14,04 ± 1,58 ^{aA}
G2	Fenbendazol @ 7,5 mg/kg de peso corporal, uma vez por via oral	15,85± 1,63 ^{ba}	14,30± 1,48 ^{ba}	17,32 ± 2,65 ^{aA}

| G3 | Closantel @10mg/kg de peso corporal, uma vez por via oral | 13,07 ± 1,13 [abA] | 15,07± [1,29ba] | 13,82 ± 1,41 [aA] |
| G4 | Ivermectina @0,2mg/kg de peso corporal sc uma vez | 10,38 ± 1,19 [aA] | 9,57 ± 0,92 [aA] | 15,15 ± [1,10ab] |

As observações com diferentes letras minúsculas em uma coluna e diferentes letras maiúsculas em uma linha como número sobrescrito são significativamente diferentes (p≤0,05)

4.3 Investigações bioquímicas

Os vários parâmetros bioquímicos incluindo proteína sérica total (TSP), albumina sérica, globulina sérica, ALT, AST, nitrogênio ureico no sangue (BUN) e creatinina sérica foram estimados, e os resultados foram obtidos no dia 0 antes do tratamento, no dia 10 e no dia 14 após o tratamento do experimento foram mostrados nas tabelas a seguir.

4.3.1 Proteína sérica total

No grupo tratado com fenbendazol G2, os valores médios de TSP não aumentaram significativamente aos 10 dias após o tratamento, enquanto diminuíram aos 14 dias após o tratamento em comparação com os valores de 0 dias. No grupo G3 tratado com closantel, os valores médios de TSP diminuíram significativamente 10 dias após o tratamento, enquanto não diminuíram significativamente 14 dias após o tratamento em comparação com os valores de 0 dias. No grupo tratado com ivermectina G4, os níveis médios de TSP não aumentaram significativamente no dia 10 após o tratamento, mas aumentaram no dia 14. dia em comparação com os valores pré-tratamento (Tabela 19).

Tabela 19: Média de proteína sérica total (g/dl) em diferentes intervalos em diferentes grupos (média ± EP)

	grupos	Dia 0	Dia 10	Dia 14
G1	Controle não tratado	7,30 ± 0,42 [abAB]	8,05± [0,83bb]	5,95 ± 0,71 [aA]
G2	Fenbendazol @ 7,5 mg/kg de peso corporal, uma vez por via oral	7,37 ± 0,41 [abB]	8,01± [0,76bb]	4,85 ± 0,60 [aA]

G3	Closantel @10mg/kg de peso corporal, uma vez por via oral	7,83± [0,48bb]	3,78 ± 0,38 [aA]	6,54 ± 0,57 [aB]
G4	Ivermectina @0,2mg/kg de peso corporal sc uma vez	6,23 ± 0,34 [aAB]	7,4± [0,59bb]	5,85 ± 0,49 [aA]

As observações com diferentes letras minúsculas em uma coluna e diferentes letras maiúsculas em uma linha como número sobrescrito são significativamente diferentes ($p \leq 0,05$)

4.3.2 Albumina sérica

No grupo G_2 tratado com fenbendazol, os níveis médios de albumina sérica não diminuíram significativamente 10 dias após o tratamento, enquanto não aumentaram significativamente 14 dias após o tratamento. No grupo G_3 tratado com closantel, os níveis médios de albumina sérica diminuíram significativamente 10 dias após o tratamento, enquanto diminuíram significativamente 14 dias após o tratamento em comparação com os valores do dia 0. Naquele tratado com G_4 No grupo ivermectina, os valores médios de albumina sérica não diminuíram significativamente aos 10 e 14 dias após o tratamento, mas são inferiores aos valores do dia 0 (Tabela 20).

Tabela 20: Média de albumina sérica (g/dl) em diferentes intervalos em diferentes grupos (média ± EP)

	grupos	Dia 0	Dia 10	Dia 14
G1	Controle não tratado	3,30 ± 0,15 [aA]	3,47 ± 0,27 [aA]	3,24 ± 0,23 [aA]
G2	Fenbendazol @ 7,5 mg/kg de peso corporal, uma vez por via oral	3,15 ± 0,22 [aA]	2,99 ± 0,13 [aA]	3,15 ± 0,22 [aA]
G3	Closantel @10 mg/kg de peso corporal uma vez por via oral	3,90 ± 0,38 [aB]	2,97 ± 0,04 [aA]	3,45 ± 0,13 [aAB]
G4	Ivermectina @0,2mg/kg de peso corporal sc uma vez	3,87 ± 0,21 [aA]	3,48 ± 0,15 [aA]	3,64 ± 0,16 [aA]

As observações com diferentes letras minúsculas em uma coluna e diferentes letras maiúsculas em uma linha como número sobrescrito são significativamente diferentes ($p \leq 0,05$)

4.3.3 Globulina sérica

No grupo G_2 tratado com fenbendazol, os níveis médios de globulina sérica não aumentaram significativamente aos 10 dias após o tratamento, mas aumentaram aos 14 dias. Os dias após o tratamento diminuíram significativamente em comparação com os valores do dia 0. No grupo closantel tratado com G_3, os níveis médios de globulina sérica diminuíram significativamente aos 10 dias após o tratamento, enquanto aos 14 dias. dias após o tratamento não diminuiu significativamente em comparação com os valores do dia 0. Nos grupos de ivermectina tratados com G_4, os níveis médios de globulina sérica aumentaram significativamente no dia 10, embora não tenham diminuído significativamente no dia 14 em comparação com os níveis no dia 0 (Tabela 21).

Tabela 21: Média de globulina sérica (g/dl) em diferentes intervalos em diferentes grupos (média ± EP)

	grupos	Dia 0	Dia 10	Dia 14
G1	Controle não tratado	4,00 ± 0,40 [bAB]	4,57± [0,76bb]	2,71 ± 0,56 [aA]
G2	Fenbendazol @ 7,5 mg/kg de peso corporal, uma vez por via oral	4,22 ± [0,49bb]	5,01± [0,79bb]	1,70 ± 0,60 [aA]
G3	Closantel @10mg/kg de peso corporal, uma vez por via oral	3,93± [0,46bb]	2,81 ± 0,38 [aA]	3,09 ± 0,58 [aB]
G4	Ivermectina @0,2mg/kg de peso corporal sc uma vez	2,37 ± 0,30 [aA]	3,97± [0,64bb]	2,2 ± 0,35 [aA]

As observações com diferentes letras minúsculas em uma coluna e diferentes letras maiúsculas em uma linha como número sobrescrito são significativamente diferentes ($p \leq 0,05$)

4.3.4 Alanina aminotransferase (ALT)

No grupo G_1, que não foi tratado com fenbendazol, os valores médios de ALT sérica não aumentaram significativamente após 10 dias, enquanto não aumentaram significativamente após 14 dias em comparação com os valores após 0 dias. No grupo G_2 tratado com fenbendazol, os níveis séricos médios de ALT não aumentaram significativamente aos 10 dias após o tratamento, enquanto aumentaram ligeiramente e não significativamente aos 14 dias em comparação com os valores do dia 0. Naquele com G $_3$ No grupo tratado com closantel, os níveis séricos médios de ALT diminuíram não significativamente aos 10 dias pós-tratamento, enquanto diminuíram não significativamente aos 14 dias pós-tratamento em comparação com os níveis do dia 0. No grupo tratado com ivermectina G4, os valores médios de ALT sérica não aumentaram significativamente aos 10 e 14 dias após o tratamento em comparação com os valores do dia 0 (Tabela 22).

Tabela 22: Valor médio de ALT sérica (UI/L) em diferentes intervalos em diferentes grupos (média ± EP)

grupos		Dia 0	Dia 10	Dia 14
G1	Controle não tratado	$13,63 \pm 0,78^{abA}$	$15,17\pm^{0,55ba}$	$14,67 \pm 0,87ba$
G2	Fenbendazol @ 7,5 mg/kg de peso corporal, uma vez por via oral	$11,27 \pm 0,57^{aA}$	$12,74 \pm 0,64^{aA}$	$11,42 \pm 0,67^{aA}$
G3	Closantel @10mg/kg de peso corporal, uma vez por via oral	$14,92\pm^{0,71ba}$	$14,04 \pm 0,61^{abA}$	$13,91\pm^{0,47ba}$
G4	Ivermectina @0,2mg/kg de peso corporal sc uma vez	$12,45 \pm 1,07^{aA}$	$13,00 \pm 0,94^{aA}$	$14,19\pm^{0,54ba}$

As observações com diferentes letras minúsculas em uma coluna e diferentes letras maiúsculas em uma linha como número sobrescrito são significativamente diferentes (p≤0,05)

4.3.5 Aspartato aminotransferase (AST)

No grupo G$_1$, que não foi tratado com fenbendazol, os valores médios de AST sérica diminuíram não significativamente após 10 dias e não significativamente após 14 dias em comparação com os valores após 0 dias. No grupo G$_2$ tratado com fenbendazol, os valores médios de AST sérico diminuíram não significativamente aos 10 dias após o tratamento e significativamente após 14 dias em comparação com os valores do dia 0. No grupo G$_3$ tratado com closantel Valores médios de AST sérico não aumentou significativamente aos 10 e 14 dias após o tratamento em comparação com os valores do dia 0. No grupo tratado com ivermectina G$_4$, os valores médios de AST sérica não diminuíram significativamente aos 10 e 14 dias após o tratamento em comparação com os valores do dia 0 (Tabela 23).

Tabela 23: Nível sérico médio de AST (UI/L) em diferentes intervalos em diferentes grupos (média ± EP)

	grupos	Dia 0	Dia 10	Dia 14
G1	Controle não tratado	82,61 ± 8,87 [aA]	77,44 ± 10,54 [aA]	78,98± [9,20ba]
G2	Fenbendazol @ 7,5 mg/kg de peso corporal, uma vez por via oral	95,50 ± 5,02 [aB]	72,81 ± [8,22ab]	38,27 ± 9,80 [aA]
G3	Closantel @10mg/kg de peso corporal, uma vez por via oral	94,88 ±5,15 [aA]	97,08 ± 3,07 [aA]	99,87± [4,98ba]
G4	Ivermectina @0,2mg/kg de peso corporal sc uma vez	97,25 ± 4,60 [aA]	75,50 ± 10,68 [aA]	89,94± [9,94ba]

As observações com diferentes letras minúsculas em uma coluna e diferentes letras maiúsculas em uma linha como número sobrescrito são significativamente diferentes (p≤0,05)

4.3.6 Nitrogênio ureico no sangue (BUN)

Tabela 24: Nitrogênio ureico médio (mg/dl) em diferentes intervalos em diferentes grupos (média ± EP)

	grupos	Dia 0	Dia 10	Dia 14
G1	Controle não tratado	20,12±1,20	21±1,20	19,3±0,15
G2	Fenbendazol @ 7,5 mg/kg de peso corporal, uma vez por via oral	17,31±0,70	20±0,61	18,7±0,13
G3	Closantel @10mg/kg de peso corporal, uma vez por via oral	21,12±0,60	17,3±0,17	19,0±0,19
G4	Ivermectina @0,2mg/kg de peso corporal sc uma vez	22,0±0,71	18,1±0,13	22,0±0,15

4.3.7 Creatinina sérica

No grupo controle G_1 não tratado, os valores médios de creatinina após 10 e 14 dias não aumentaram significativamente em comparação aos valores no dia 0. No grupo tratado com fenbendazol G_2, os valores médios de creatinina aumentaram significativamente aos 10 dias após o tratamento, enquanto não diminuíram significativamente aos 14 dias em comparação com os valores do dia 0. Naquele com G_3 No grupo tratado com closantel, os níveis médios de creatinina não diminuíram significativamente aos 10 dias pós-tratamento, embora tenham diminuído significativamente aos 14 dias pós-tratamento em comparação com os níveis pré-tratamento. No grupo G_4 - tratado com ivermectina , os valores médios de creatinina aos 10 e 14 dias após o tratamento não diminuíram significativamente em comparação aos valores pré-tratamento, mas os valores médios de creatinina aos 14 dias após o tratamento foram superiores aos valores de 10 dias (Tabela 25).

Tabela 25: Creatinina sérica média (mg/dl) em diferentes intervalos em diferentes grupos (média ± EP)

	grupos	Dia 0	Dia 10	Dia 14
G1	Controle não tratado	$0,64 \pm 0,06^{aA}$	$0,90\pm^{0,14ba}$	$0,65 \pm 0,12^{aca}$
G2	Fenbendazol @ 7,5 mg/kg de peso corporal, uma vez por via oral	$0,40 \pm 0,10^{aA}$	$0,86 \pm 0,15^{abB}$	$0,48 \pm 0,10^{abA}$
G3	Closantel @10mg/kg de peso corporal, uma vez por via oral	$0,72 \pm 0,16^{abB}$	$0,44 \pm 0,13^{aAB}$	$0,28 \pm 0,07^{aA}$
G4	Ivermectina @0,2mg/kg de peso corporal sc uma vez	$1,07\pm^{0,17ba}$	$0,67 \pm 0,11^{abA}$	$0,93 \pm^{0,09ca}$

5. DISCUSSÃO

5.1 Prevalência geral

A prevalência global de parasitas gastrointestinais foi de 79,96 por cento. Essa prevalência foi superior à prevalência (63,4%) relatada por Rahman *et al.* (2017) foi gravado . Amran *et al.* (2018), Verma *et al.* (2017) e Babjak *et al* . (2017) relataram uma prevalência de parasitas gastrointestinais em cabras de 63,88 por cento, 86,11 por cento e 95,90 por cento, respectivamente. Sunandhadevi *e outros.* (2017) relataram uma prevalência de 73,15% de parasitas gastrointestinais e Gupta *et al* . (2016) relataram uma prevalência de 72,78% em cabras no distrito de Jabalpur, em Madhya Pradesh, e arredores. Sakya *e outros.* (2017) relataram incidência de 43,44% de nematóides gastrointestinais na área de Mhow, em Madhya Pradesh, e arredores.

5.2 Prevalência dependente da idade

No presente estudo, a prevalência relacionada à idade foi de 79,71 por cento em adultos e 87,50 por cento em crianças. A prevalência não foi significativamente maior em crianças do que em adultos. A razão para a prevalência mais elevada pode ser explicada pela menor imunidade do hospedeiro aos parasitas (Urquhart *et al* ., 1996). Nos adultos, a prevalência de parasitas gastrointestinais também não foi muito menor (79,97%). A razão para isso pode ser a predominância das cabras no tamanho da amostra adulta. A gravidez, a produção, o estresse nutricional e o aumento periparto da carga parasitária podem ser outros motivos (Jena *et al.,* 2018). Wondimu e Gutu. (2017) relataram uma prevalência de 86,74 por cento de parasitas gastrointestinais em adultos e 88,18 por cento em pequenos ruminantes jovens. Jena *et al.* (2018) também relataram maior prevalência em animais mais jovens (0 a 3 meses com 95,02%) em comparação com animais adultos (4 a 9 meses com 75,75%) e superior à de Dugassa *e outros* . (2018) relataram prevalência juvenil (73,1%) e adulta (67,1%) em caprinos. No entanto, Shakya relatou *e outros.* (2017) relataram maior prevalência de parasitas gastrointestinais em cabras mais velhas (50,43%) em comparação com cabras jovens (19,31%). Sunandhadevi *e outros.* (2017) relataram maior prevalência de parasitas gastrointestinais (84,14%) em cabras adultas e 64% em cabras em Jabalpur, Madhya Pradesh.

5.3 Prevalência específica de género

No presente estudo, a prevalência de parasitas GI foi significativamente maior nas mulheres (85,78%) em comparação aos homens (55,21%). Maior prevalência em mulheres (46,04%) em comparação aos homens (39,50%) também foi relatada por Shakya *e outros. (2017) encontrado na* área de Mhow , em Madhya Pradesh, e arredores. Em contraste, Hossain *et al.* (2015) relataram uma maior prevalência de parasitas gastrointestinais em homens (55%) em comparação com mulheres (45%). A prevalência relatada no presente estudo é quase semelhante à prevalência relatada por Wondimu e Gutu (2017) em fêmeas, mas menor em pequenos ruminantes machos (83,85%). Islã *e outros.* (2017) também relataram maior prevalência em fêmeas (83,60%) em comparação com machos (64,70%). A prevalência do parasita foi geralmente maior em fêmeas, o que se deve ao alto estresse e baixo estado imunológico durante o período de lactação, pós-parto e também durante a gravidez (Jena *et al* ., 2018). Em animais prenhes, níveis elevados dos hormônios prolactina e progesterona aumentam a suscetibilidade das fêmeas a infecções (Lloyd, 1983).

5.4 Prevalência sazonal

No presente estudo, a maior prevalência de parasitas foi encontrada nos meses de inverno (93,47%), seguido pelos meses de monções (89,28%), verão (70%) e pós-monções (62,06%). Dixit *et al* . (2017b) também relataram uma maior prevalência de parasitas GI nos meses de inverno em cabras. Este padrão é ligeiramente diferente dos resultados de Sorathiya *e outros* . (2017), que encontraram maior incidência durante a estação das monções do que nas estações de verão e inverno. Singh *et al.* (2015) relataram 98% de prevalência de parasitas gastrointestinais nas monções, 93% nas monções pós-monções e 91% no inverno em cabras em

Jabalpur. Sakya *e outros.* (2017), Amran *e outros.* (2018), Islam *et al.* (2017) e Rahman *et al* . (2017), entretanto, relataram maior prevalência dos parasitas em pequenos ruminantes durante a estação chuvosa. Saiyam *e outros.* (2018) relataram a maior prevalência de helmintos gastrointestinais na estação pós-monções (83,16%), seguida pelas monções (81,08%), inverno (79,50%) e primavera (77,59%). A maior prevalência de parasitas na estação chuvosa pode ser devida às condições ambientais adequadas para o crescimento e desenvolvimento dos parasitas gastrointestinais e seus estágios, mas no presente estudo, a maior prevalência (quase semelhante à estação chuvosa) no inverno também pode ser devido às mudanças climáticas e às chuvas no início do inverno. A prevalência comparativamente mais baixa de parasitas gastrointestinais no verão em comparação com o inverno e as monções pode ser devida às altas temperaturas e baixas precipitações durante esta estação, que afetam negativamente o desenvolvimento e a sobrevivência dos estágios de vida livre dos parasitas (Swarnkar e Kumawat , 2013). e Jas e Pandit, 2017).

5.5 Prevalência de parasitas por tipo de patógeno

No presente estudo, a prevalência de Estrongiloides foi a mais elevada (55,95%), seguida por Coccidia (45,83%), Anfíbios (33,73%), *Trichuris* sp . (15,28%), *Moniezia* spp. (11,51%), *Strongyloides* sp. (3,57%) e *Fasciola* sp. (2,38%).

Dixit *et al.* (2017a) relataram a prevalência por espécie de vários parasitas gastrointestinais, como Strongyles (32,59%), Anfíbios (14,40%), *Moniezia* sp. (12,50%), *Strongyloides* sp . (0,79%), *Trichuris* sp . (0,47%) e *fascíola gigante* (0,32%) dentro e ao redor do distrito de Jabalpur, em Madhya Pradesh, em cabras. Gupta *et al.* (2016), Verma *e outros.* (2018), Shakya *et al.* (2017) e Sunandhadevi *et al.* (2017) também relataram diferentes prevalências de diferentes tipos de parasitas gastrointestinais em cabras de diferentes áreas de Madhya Pradesh. Também de outros estados como Meghalaya (Das *et al.,* 2017), Gujarat (Sorathiya *et al.,* 2017), Tamil Nadu (Sarvanan e Palanivel , 2017), Maharashtra (Chavhan *et al.,* 2017) e Rajastão (Faran *et al.* , 2017), muitos pesquisadores relataram diferentes prevalências de diferentes parasitas gastrointestinais. No presente estudo os principais parasitas utilizados foram Strongyles, *Meileria* sp. e anfíbios detectados. Dugassa *e outros*. (2018) também relataram a maior prevalência de Strongyles (54,17%) entre todos os outros parasitas gastrointestinais em pequenos ruminantes, enquanto *Meileia* sp. o parasita predominante em Zvinorova *e outros*. (2016) estudo realizado no Zimbabué. Hossain *et al.* (2015) relataram a maior prevalência de anfíbios (50%) entre pequenos ruminantes em Bangladesh. Maior prevalência de *Meileia* sp . e Strongyle podem ter um efeito prejudicial na condição do hospedeiro, pois alguns nematóides sugam o sangue do hospedeiro, enquanto *Eimeria* sp . afetando negativamente o epitélio intestinal, levando a maior deficiência na absorção de nutrientes (Radostite *et al.*, 2010).

5.6 Infecção mono e mista

Os resultados do presente estudo são semelhantes aos resultados dos estudos de Gupta *et al.* (2016), que relatou 57,8 por cento de infecções mistas, Satish *e outros*. (2018) relataram 58,90 por cento de infecções mistas, enquanto Sunandhadevi *e outros*. (2017) relataram prevalência quase semelhante de infecções mono e mistas em cabras em Jabalpur.

5.7 Eficácia terapêutica comparativa de medicamentos

No presente estudo, a redução percentual na contagem de ovos fecais no grupo G $_2$ (fenbendazol @7,5 mg/kg de peso corporal uma vez por via oral) foi de 98,36 por cento no 10º dia após o tratamento e 92,39 por cento no 14º dia após o tratamento. No grupo G$_3$ (closantel @10 mg/kg de peso corporal uma vez por via oral) 93,37 por cento estavam no dia 10 após o tratamento e 96,49 por cento no dia 14 após o tratamento. No grupo G $_4$ (ivermectina @0,2 mg/kg de peso corporal uma vez) o valor foi de 94,72 por cento no dia 10 após o tratamento e 96,57 por cento no dia 14 após o tratamento.

Singh *et al* . (2016) relataram uma porcentagem menor de FECR em cabras infectadas com nematóides gastrointestinais e tratadas com uma dose mais alta de fenbendazol (@15 mg/kg de peso corporal por via oral) em Punjab.

No presente estudo, a eficácia do closantel 10 dias após o tratamento foi comparativamente menor do que a do grupo tratado com fenbendazol e ivermectina. Isto poderia ser explicado com base no mecanismo de ação do closantel, uma salicilanilida (Adams, 2001), uma vez que o closantel só é eficaz contra parasitas hematófagos e algumas populações de vermes não sugadores de sangue também podem estar representadas entre os estrongilídeos .

Aos 14 dias após o tratamento, a eficácia da ivermectina e do closantel foi superior à do fenbendazol. Resultados semelhantes também foram obtidos por Aktaruzzaman *e outros.* (2015) relataram, ou seja, uma redução de 100% no grupo tratado com ivermectina e uma redução de 95% no grupo tratado com fenbendazol.

5.8 Alterações hematológicas

Todas as alterações hematológicas melhoraram significativamente ou não significativamente em direção à normalidade após o tratamento com os regimes medicamentosos utilizados no presente estudo.

5.8.1 Hemoglobina

No presente estudo, houve aumento significativo nos níveis médios de Hb no 14º dia após o tratamento, embora não tenha aumentado significativamente após 10 dias nos grupos G_2 e G_3. O aumento nos níveis médios de Hb não foi significativo no grupo tratado com closantel , mesmo 14 dias após o tratamento. Aktaruzzaman *e outros.* (2015) também relataram um aumento significativo nos níveis médios de Hb no dia 28 após o tratamento com ivermectina para infecção por nematóides gastrointestinais em cabras. Akanda *e outros.* (2012) relataram o efeito do fenbendazol @7,5 mg/kg de peso corporal contra nematóides gastrointestinais em cabras pretas de Bengala e encontraram um aumento não significativo nos níveis médios de Hb aos 7 e 14 dias pós-tratamento e um aumento significativo aos 21 dias pós-tratamento. tratamento, mas no presente estudo foi observado um aumento significativo nos níveis médios de Hb 14 dias após o tratamento. Costa *et al.* (2011) também relataram aumento nos níveis médios de Hb após tratamento com closantel em ovinos infectados por *Haemonchus* sp . estavam infectados.

5.8.2 Volume globular

No presente estudo, os valores médios de PCV aumentaram gradualmente 10 e 14 dias após o tratamento com fenbendazol. Esta descoberta é consistente com os resultados de Akanda *e outros* . (2012) que encontraram aumento nos valores médios de PCV 14 dias após tratamento com fenbendazol em cabras acometidas por nematóides gastrointestinais. No grupo tratado com ivermectina , os valores médios de PCV diminuíram ligeiramente 10 dias após o tratamento, mas aumentaram 14 dias após o tratamento. Aktaruzzaman e Hossain (2015) também encontraram um aumento no valor médio do PCV 28 dias após o tratamento com ivermectina em cabras que sofrem de infecção por nematóides gastrointestinais .

5.8.3 Contagem diferencial de leucócitos

contagens de neutrófilos entre os valores de DLC , mas os níveis de neutrófilos pré e pós-tratamento estavam dentro da faixa normal para cabras. A contagem média de eosinófilos diminuiu no grupo tratado com ivermectina e fenbendazol aos 10 e 14 dias após o tratamento, em comparação com os valores pré-tratamento. Hassan *et al* . (2012) também relataram uma diminuição na contagem de eosinófilos após tratamento com ivermectina em cabras no dia 14. dia e 28 dias após o tratamento. O número de eosinófilos geralmente aumenta em alergias e infecções parasitárias (Chakrabarty , 2006). A diminuição na contagem de eosinófilos no presente estudo pode ser devida a uma menor carga parasitária após o tratamento com anti-helmínticos. No grupo tratado com closantel , houve um ligeiro aumento na contagem média de eosinófilos , o que no presente estudo é consistente com os resultados de Costa *et al* . (2011) que também relataram um aumento na contagem de eosinófilos em ovinos tratados com closantel 7 e 14 dias após o tratamento.

5.8.4 Contagem total de leucócitos

No presente estudo, os níveis médios de CPT no grupo tratado com fenbendazol não aumentaram significativamente 10 dias após o tratamento, enquanto não diminuíram significativamente 14 dias após o tratamento. No grupo tratado com ivermectina , os valores médios de TLC diminuíram gradualmente aos 10 e 14 dias após o tratamento em comparação com os valores pré-tratamento. Akanda *e outros* . (2012) também relataram uma diminuição não significativa nos níveis médios de TLC em cabras tratadas com fenbendazol e ivermectina para nematóides gastrointestinais 14 dias após o tratamento. Aktaruzzaman *e outros* . (2015) também relataram resultados semelhantes. A contagem de leucócitos é um indicador dos mecanismos de defesa dos animais, que podem melhorar após a redução da carga parasitária (Ahmed *et al* ., 2015).

5.8.5 Número total de eritrócitos

No presente estudo, os valores médios de TEC diminuíram no dia 10. diminui ligeiramente no dia seguinte ao tratamento. Houve um aumento significativo nos valores 14 dias pós-tratamento em comparação aos valores pré-tratamento e 10 dias pós-tratamento. Hassan *et al* . (2012) também relataram um aumento nos níveis médios de TEC em cabras infectadas com nematóides gastrointestinais após tratamento com ivermectina . A melhoria nos valores médios de TEC no grupo tratado com fenbendazol, ivermectina e closantel pode ser devida à eliminação de nematóides gastrointestinais.

5.9 Alterações bioquímicas

5.9.1 Proteína sérica total

No grupo tratado com closantel e fenbendazol, os níveis médios de TSP não aumentaram significativamente 10 dias após o tratamento, o que pode ser atribuído à eliminação da carga parasitária após o tratamento. Moudgil *e outros* . (2017) também relataram uma melhora nos níveis de proteína total após o tratamento de cabras Gaddi que sofriam de infecção parasitária gastrointestinal. Qamar e Maqbool (2012) também relataram apenas um pequeno aumento na média de TSP em cabras com infecção por nematóides após tratamento com ivermectina . No presente estudo, não houve melhora nos níveis médios de TSP no grupo tratado com closantel , enquanto Costa *et al* . (2011) relataram um aumento nos níveis médios de TSP 14 dias após o tratamento em ovelhas com *Haemonchus infecção* sp relatada. Isto pode ser devido ao predomínio de infecções por estrongilídeos não sugadores de sangue .

5.9.2 Albumina sérica

O nível médio de albumina sérica não aumentou após o tratamento no presente estudo, durante Moudgil *e outros.* (2017) encontraram um aumento nos níveis médios de albumina sérica após tratamento com fenbendazol em cabras com nematóides gastrointestinais. Este achado pode ser devido a uma resposta tardia do fígado à produção de albumina sérica (Brar *et al.*, 2011). Qamar e Maqbool (2012) também relataram resultados semelhantes. No grupo tratado com closantel , os presentes resultados são contraditórios com os resultados de Costa *et al* . (2011) que relataram um aumento nos níveis médios de albumina após tratamento com closantel.

5.9. 3 globulina sérica

médios de globulina sérica aumentaram no grupo tratado com fenbendazol e ivermectina 10 dias após o tratamento, em comparação com os níveis pré-tratamento. Isto pode ser devido a um aumento da resposta imunológica após a remoção dos parasitas. Os níveis médios de globulina sérica são uma expressão da resposta imune (Tizard , 2009).

5.9.4 Alanina aminotransferase (ALT)

Os níveis séricos médios de ALT não variaram significativamente em todos estes grupos, mas estavam dentro da faixa normal para cabras. Hassan *et al* . (2012) relataram uma diminuição nos níveis médios de ALT 14 dias após o tratamento. No presente estudo, apenas no grupo tratado com closantel , os níveis médios de ALT não diminuíram significativamente em comparação com os níveis pré-tratamento. A faixa normal dessas enzimas pode ser devida à inespecificidade dessas enzimas para o fígado de cabra (Ridoux *et al* ., 1981) ou devido à natureza não hepatotóxica destes fármacos nesta dose em cabras.

5.9.5 Aspartato aminotransferase (AST)

Os níveis séricos médios de AST diminuíram no grupo tratado com fenbendazol e ivermectina aos 10 e 14 dias após o tratamento. A diminuição foi significativa após 14 dias no grupo tratado com fenbendazol. Esta descoberta é consistente com os resultados de Hassan *et al* . (2012) e Moudgil *e outros* . (2012). Os níveis desta enzima na faixa normal também são uma indicação de que estes medicamentos não são hepatotóxicos em cabras nesta dosagem (Sandhu e Rampal , 2011).

5.9.6 Nitrogênio ureico no sangue (BUN)

O valor médio do BUN diminuiu no grupo tratado com closantel e ivermectina 10 dias após o tratamento em comparação com os valores pré-tratamento, enquanto aumentou ligeiramente no grupo tratado com fenbendazol 10 dias após o tratamento. No entanto, em todos os grupos, os níveis médios de BUN permaneceram dentro da faixa normal para cabras (Smith e Sherman, 2009).

5.9.7 Creatinina sérica

médios de creatinina sérica diminuíram significativamente em comparação com os valores pré-tratamento apenas no grupo tratado com closantel, enquanto no grupo tratado com fenbendazol, os valores médios de creatinina sérica aumentaram significativamente em comparação com os valores pré-tratamento 10 dias após o tratamento. No grupo tratado com ivermectina, os níveis médios de creatinina sérica foram mais baixos em comparação aos níveis pré-tratamento. Em todos os grupos, os valores médios de creatinina sérica estiveram dentro da faixa normal para cabras em todos os intervalos, sugerindo que o presente regime terapêutico não é nefrotóxico para cabras (Kaneko *et al* ., 2008).

CREDENCIAIS

Adams, HR (2001). Farmacologia Veterinária e Terapêutica, 8ª Edn., Iowa State University Press/Ames, Delhi, p.

Adediran , OA e Uwalaka , EC (2015). Avaliação da eficácia de levamisol , albendazol, ivermectina e *vernônia amigdalina* em cabras anãs da África Ocidental. *Jornal de Pesquisa em Parasitologia,* 2015:1-5.

Ahmed, A., Dar, MA, Bhat, AA, Jena, B., Mishra, GK e Tiwari, RP (2015). Estudo sobre o perfil hematológico-bioquímico de cabras com parasitismo gastrointestinal no distrito de Jaipur, no Rajastão. *Journal of Livestock Science* , **6** : 52-55.

Akanda, MR, Hossain, FMA, Ashad, FA, Kabir, MG e Howlader, MMR (2012). Anti-helmínticos contra nematodíase gastrointestinal em cabras pretas de Bengala , afetando o peso vivo e os índices hematológicos. *Farmacologia* , **3** (12): 700-706.

Akanda , MR , Islam, MS e Howlader, MMR (2014). Eficácia comparativa de três diferentes medicamentos modernos contra nematodíase em caprinos. *Wayamba Journal of Animal Science* , **6** : 963-968.

Akhter, N., Arijo, AG, Phulan, MS Iqbal, Z. e Mirbahar, KB (2011). Prevalência de nematóides gastrointestinais em cabras em Hyderabad e áreas adjacentes. *Jornal Veterinário do Paquistão* , **31** (4): 287-290 .

Aktaruzzaman , M. e Hossain, MA (2015). Efeitos de três diferentes anti-helmínticos modernos contra a nematodíase gastrointestinal em cabras pretas de Bengala. *Jornal Wayamba de Ciência Animal,: ---1066-1075* .

Aktaruzzaman, M., Islam, MM, Mohamed, Z., Islam, MS e Howlader, MMR (2015). Eficácia terapêutica da ivermectina , fenbendazol e albendazol contra infecções naturais por nematodíase gastrointestinal em cabras negras de Bengala em Bangladesh. *Revista Internacional de Pesquisa Biológica* , **3** (1): 42-45.

Amran, MA, Yadav, SK, Akter, F., Sarkar, S., Hossain, MA, Joy, SM e Samrat, AAK (2018). Prevalência de infecções parasitárias gastrointestinais em diferentes raças caprinas existentes em diferentes distritos de Bangladesh. *O Jornal de Avanços em Parasitologia* , **5** : 11-21.

Asif ´ M., Azeem, S., Asif, S. e Nazir, S. (2008). Prevalência de parasitas gastrointestinais de ovinos e caprinos e em torno de Rawalpindi e Islamabad, Paquistão. *Jornal de Veterinária e Ciência Animal* , **1** :14-17.

Asmaré, K. , Sheferaw , D. , Aragaw , K. , Abera , M. , Sibhat , B. , Haile, A. , Kiara, H. , Szonyi , B. , Skjerve , E .. e Wieland, B. (2016). Infecção por nematóides gastrointestinais em pequenos ruminantes na Etiópia: Uma revisão sistemática e meta-análise. *Acta Trópica* , **160** :68-77.

Ayaz, MM, Raza, MA, Murtaza, S. e Akhtar, S. (2013). Estudo epidemiológico de helmintos em cabras no sul de Punjab, Paquistão. *Biomedicina Tropical,* **30** (1): 62-71.

Babjak, M., Konigova, A., Urda-dolinska, M. e Varady, M. (2017). Infecções helmínticas gastrointestinais em cabras leiteiras na Eslováquia. *Helmintologia* , **54** (3): 211-217.

Bandyopadhyay , S., Devi, P., Bera , A., Bandyopadhyay , S. e Bhattacharya, B. (2010). Prevalência de parasitas gastrointestinais em cabras em Shillong, Meghalaya, Índia. *Webmed Central Parasitologia* , **1** (9): 34-38.

Bansal, DK, Agrawal, V. e Haque, M. (2015). Um estudo em matadouro sobre a prevalência de helmintos gastrointestinais entre pequenos ruminantes em Mhow, Indore. *Jornal de Doenças Parasitárias* , **39** (4): 773-776.

Benda, KK, Ampaire, A., Komungyeyo, J., Mukiibi, R., Masembe, C., Onzima, R. (2015). Eficácia de anti-helmínticos comerciais no controle de nematóides gastrointestinais em cabras mantidas em condições naturais nas terras altas do sudoeste de Uganda. *Jornal Americano de Medicina Clínica e Experimental* , **3** (6): 355-363.

Benjamin, MM (2001). Esboço de Patologia Clínica Veterinária, 3ª ed., Kalyani Publishers, Nova Delhi, p.

Brahma, A., Pandit, S., Kumar, D., Ghosh, J. e Jas, R. (2015). Prevalência de helmintose gastrointestinal em cabras pretas de Bengala em uma fazenda organizada em Bengala Ocidental. *Jornal Indiano de Saúde Animal* , **54** (1): 27-34.

Brar, RS, Sandhu, HS e Singh, A. (2011). Diagnóstico Clínico Veterinário por Métodos Laboratoriais, 1ª Ed., Kalyani Publishers, Nova Delhi, pp.

Bulbul, KH, Shaf, SS, Hasin, D., Akand, AH, Ahmad, N. e Sheikh, IU (2018). Impacto do anti-helmíntico contra nematóides gastrointestinais naturalmente infectados em ruminantes do distrito de Budgam, Jammu e Caxemira, Índia . *Jornal Internacional de Microbiologia Atual e Ciências Aplicadas* , **7** (3): 2410-2416.

Chakrabarti, A. (2006). Livro Didático de Medicina Veterinária Clínica, 3ª ed., Kalyani Publishers, Nova Delhi, p.

Chavan , PB, Damle, PS, Waghode , HJ, Bendre , MU, Kurve, VP e Maske, DK (2008). Prevalência sazonal de parasitismo gastrointestinal em cabras em Nagpur. *Mundo Veterinário* , **1** (12): 360.

Chavhan , PH, Gangane , GR, Naraladkar , BW, Moregaonkarand , SD e Waghaye , JY (2017). Prevalência de parasitismo gastrointestinal em cabras Osmanabadi. *Jornal Asiático de Ciência e Tecnologia* , **8** (11): 6820-6823.

Chedge , R., Dixit, AK e Dixit, P. (2013). Prevalência de parasitas gastrointestinais em cabras em Adhartal , Jabalpur. *Ciência Ruminante* , **2** (2): 155-156.

Costa, KMFM, Ahid, SMM, Vieira, LS, Vale, AM e Soto-Blanco, B. (2011) . Efeitos dos tratamentos com ivermectina e closantel em cargas parasitárias, painéis hematológicos e bioquímicos séricos e pontuações de Famacha em ovelhas naturalmente infectadas com nematóides. *Pesquisa Veterinário Brasileira* , **31** (12): 1075-1082.

Dabassa , G., Shanko , T., Zewdei , W., Jilo , K., Gurmesa , G. e Abdela , N. (2017). Prevalência de infecções parasitárias gastrointestinais em pequenos ruminantes e fatores de risco associados em distritos selecionados da

Zona Bale, Sudeste da Etiópia. *Jornal de Parasitologia e Biologia Vetorial* , **9** (6): 81-88.

Dacasto , M. e Cocuzza , U. (1995). "Eficácia da ivermectina na redução do número de ovos de nematóides gastrointestinais nas fezes de cabras no Burundi" . *Medicina Veterinária Preventiva* , **23** (3-4): 173-178.

Dagnachew , S., Amamute , A. e Temesgen , W. (2011). Epidemiologia da helmintíase gastrointestinal em pequenos ruminantes em áreas selecionadas da Zona Norte de Gondar , Noroeste da Etiópia, *Etiópia Revista Veterinária* , **15** (1): 57-68.

Das, G., Dixit, AK, Nath, S., Agrawal , V. e Dongre , S. (2015). Resistência ao levamisol e fenbendazol em nematóides gastrointestinais em cabras em Jabalpur, Madhya Pradesh. *Jornal de Parasitologia Veterinária* , **29** (2): 98-102.

Das, M., Laha, R., Goswami, A. e Sen, A. (2017). Parasitismo gastrointestinal em cabras na região montanhosa de Meghalaya, Índia. *Mundo Veterinário,* **10** (1):81-85.

Dixit, AK, Das, G. e Baghel, RPS (2017a). Helmintose gastrointestinal: Prevalência e determinantes associados em cabras em Jabalpur, Índia. *Jornal de Doenças Parasitárias* , **41** (2): 414-416.

Dixit, AK, Das, G. e Dixit, P. (2017b). Prevalência de helmintos gastrointestinais em cabras em condições de fazenda organizada em Jabalpur, Madhya Pradesh. *Jornal de Parasitologia Veterinária* , **31** (2): 54-57 .

Dixit, P., Rao, MLV, Dixit, AK e Shukla, PC (2016). Prevalência de parasitas gastrointestinais em crianças caprinas em Jabalpur. *Ciência Ruminante* , **5** : 39-42.

Dugassa , J., Hussein, A., Kebede, A. e Mohammed, C. (2018). Prevalência e fatores de risco associados de nematóides gastrointestinais em ovinos e caprinos no distrito de Ziway Dugda , Zona Oriental de Arsi de Estado regional de Oromia , Etiópia. *Avanços Multidisciplinares na Ciência Veterinária* , **2** : 301-310.

Duncan, DB (1955). Faixa múltipla e vários testes F. *Biometria* , **11** :1-42.

Faran, NK, Khatoon, S., Sharma, DK, Ganguly, S. e Kumar, V. (2017). Estudos sobre prevalência de infecção por helmintos em cabras nos distritos de Udaipur (Rajasthan). *Jornal de Estudos de Entomologia e Zoologia* , **5** (6): 2002-2006.

Godara, R., Sharma, RL e Sodhi, SS (2011). Eficácia do fenbendazol, levamisol e ivermectina contra nematóides gastrointestinais em cabras Jamunapari . *Jornal de Doenças Parasitárias* , **35** (2): 219-221.

Gupta, A., Dixit, AK, Dixit, P. e Mahajan, C. (2013). Prevalência de parasitas gastrointestinais em pequenos ruminantes e em torno de Jabalpur, Índia. *Revista de Parasitologia Veterinária* , **27** (1): 59-60.

Gupta, MK, Rao, MLV, Dixit, P., Shukla, PC e Dixit, AK (2016). Prevalência de nematóides gastrointestinais em cabras e em torno de Jabalpur. *Meio Ambiente e Ecologia* , **34** (4B): 2495-2497.

Hassan, MM, Hoque, MA, Islam, SKMA, Khan, SA, Hossain, MB e Banu, Q. (2012). Eficácia dos anti-helmínticos contra infecções parasitárias e seus efeitos no tratamento na produção e nos índices sanguíneos em cabras negras de Bengala em Bangladesh. *Jornal Turco de Ciências Veterinárias e Animais* , **36** (4): 400-408.

Hossain, M., Bhuiyan, MJU, Alam, MS, Islam, KM, Nath, TC, Datta, R. e Uddin, AHMM (2015). Estudo epidemiológico transversal sobre a prevalência de parasitas gastrointestinais em pequenos ruminantes em Sullah Upazilla no distrito de Sunamgonj , Bangladesh. *O Jornal de Avanços em Parasitologia* , **2** (4): 100-104.

Islam, MS, Hossain, MS, Dey, AR, Alim, MA, Akter, S. e Alam, MZ (2017). . Epidemiologia de parasitas gastrointestinais em pequenos ruminantes em Mymensingh, Bangladesh. *Jornal de Pesquisa Veterinária e Animal Avançada* , **4** (4): 356-362.

Jas, R. e Pandit, S. (2017). Variações sazonais na prevalência de helmintoses gastrointestinais em bovinos na Nova Zona Aluvial de Bengala Ocidental, Índia. *Pesquisa de Ritmo Biológico* , **48** (4): 631-637.

Jas, R., Kumar, D., Bhandari, A. e Pandit, S. (2017). Alteração sazonal na prevalência e intensidade da infecção helmíntica gastrointestinal de ocorrência natural em cabras da nova zona aluvial de Bengala Ocidental, Índia. *Pesquisa de Ritmo Biológico* , **48** (6): 867-876.

Jena, A., Deb, AR, Kumari, L., Biswal, SS e Joshi, SK (2018). Prevalência de helmintos gastrointestinais entre cabras e em torno de Ranchi, Jharkhand, Índia. *Jornal Internacional de Microbiologia Atual e Ciências Aplicadas* , **7** (1): 3506-3513.

Kaneko, JJ, Harvey, JW e Bruss, MI (2008). Bioquímica Clínica de Animais Domésticos, Elsevier Academic Press, 6ª edição, Amsterdã, Londres, p.

Kantzoura, V., Kouam, MK, Theodoropoulou, H., Feidas, H. e Theodoropoulos, G. (2012). Prevalência e fatores de risco de infecções parasitárias gastrointestinais em pequenos ruminantes no ambiente temperado mediterrâneo da Grécia. *Jornal de Medicina Veterinária* , **2** : 25-33.

Khajuria, JK, Katoch, R., Yadav, A., Godara, R., Gupta, SK e Singh, A. (2013). Prevalência sazonal de helmintos gastrointestinais em ovinos e caprinos na zona agroclimática média da província de Jammu. *Jornal de Doenças Parasitárias* , **37** (1): 21-25.

Kumsa, B., Tadesse, T., Sori, T., Duguma, R. e Hussen, B. (2011). Helmintos em ovinos e caprinos na região central de Oromia durante a estação seca, Etiópia. *Jornal de Avanços Animais e Veterinários* , **10** (14): 1845-1849.

Lathamani, VS, Ramesh, PT e Siddalingamurthy, HK (2016). Estudos sobre a prevalência de infestação por helmintos em pequenos ruminantes e a eficácia dos anti-helmínticos no distrito de Tumkur , em Karnataka. *Jornal Internacional de Pesquisa Inovadora em Ciência, Engenharia e Tecnologia,* **5** (2): 2169-2173 .

Censo da pecuária (2012). 19º Censo [Pecuário] , Departamento de Pecuária, Laticínios e Pesca, Ministério da Agricultura, Governo da Índia.

Lloyd, S. (1983). Efeitos da gravidez e lactação na infecção. *Imunulogia Veterinária e Imunopatologia* , **4** : 153-176.

Moudgil, AD, Sharma, A., Verma, MS, Kumar, R., Dogra, PK e Moudgil, P. (2017). Infecções parasitárias gastrointestinais em carneiros da raça indiana Gaddi (cabra): estudos clínicos, hematológicos, parasitológicos e quimioterápicos. *Jornal de Doenças Parasitárias* , **41** (4): 1059-1065.

Qamar, MF e Maqbool, A. (2012). Estudos bioquímicos e sorodiagnóstico de hemoncose em ovinos e caprinos. *The Journal of Animal and Plant Sciences* , **22** (1): 32-38.

Radostite, OM, Gay, CC, Hinchcliff, KW e Constable, PD (2010). Medicina Veterinária: Um Livro Didático de Doenças de Bovinos, Ovinos, Caprinos, Suínos e Cavalos, 10ª Edn., Oxford Saunders Publishing Co, Londres, pp 1550-1582.

Rahman, MA, Labony , SS, Dey, AR e Alam, MZ (2017). Um levantamento epidemiológico de parasitas gastrointestinais em pequenos ruminantes em Tangail , Bangladesh. *Jornal da Universidade Agrícola de Bangladesh* , **15** (2): 255-259.

Rajarajan, S., Palanivel, KM, Gita, M. e Rani, N. (2017). Epidemiologia do parasitismo gastrointestinal em pequenos ruminantes no distrito de Pudukkottai , Índia. *Jornal Internacional de Microbiologia Atual e Ciências Aplicadas* , **6** (10): 4924-4930.

Rajpoot, R., Shukla, S., Jatav, GP, Garg, Reino Unido e Agrawal, V. (2017). Estudo de coprocultura da infecção por estrongilídeos em cabras da região de Malwa, em Madhya Pradesh. *Jornal de Estudos de Entomologia e Zoologia* , **5** (5): 876-878.

Ram, H., Rasool, TJ, Sharma, AK., Meena, HR e Singh, SK (2007). Eficácia comparativa de diferentes anti-helmínticos contra nematóides resistentes ao fenbendazol em cabras Pashmina. *Comunicações de Pesquisa Veterinária* , **31** (6): 719-723.

Ranabijuli, S., Behera, BR, Mohanty, G. e Swain, AK (2013). Eficácia comparativa da ivermectina e closantel contra endoparasitas em cabras em Puri, Odisha . *Jornal de Pesquisa da Universidade de Agricultura e Tecnologia de Orissa* . **31** (1-2): 99-102 .

Ridoux, R., Siliart, B. e André, F. (1981). Parâmetros bioquímicos da cabra leiteira, 1: Determinação de alguns valores de referência. *Recueil de Medicine Veterinaire* , **157** : 357-361.

Saiyam , R., Das, G., Verma , R. e Kumar, S. (2018). Prevalência sazonal de helmintos gastrointestinais caprinos no centro de Madhya Pradesh. *Jornal de Estudos de Entomologia e Zoologia* , **6** (4): 979-982.

Sanalkumar, K., Purayil, AA, Rajan, P., Kalarikkal, DP, Narayanan, PM e Ravindran. R (2017). Padrão de ocorrência de estrongilose gastrointestinal em uma fazenda organizada de cabras no distrito de Wayanad , Kerala, sul da Índia. *Jornal Internacional de Microbiologia Atual e Ciências Aplicadas,* **6** (2): 1038-1042.

Sandhu, HS e Rampal, S. (2011). Fundamentos de Farmacologia e Terapêutica Veterinária. 1ª Ed., Kalyani Publishers, Nova Delhi, pp.

Saravanan, S. e Palanivel, KM (2017). Detecção de infecções gastrointestinais por helmintos e protozoários em cabras diarreicas. *Jornal Internacional de Microbiologia Atual e Ciências Aplicadas* , **6** (4): 801-805.

Satish, AC, Nagarajan, K., Balachandran, C., Soundararajan, C., Arunaman, CS, Thangapandian, M. e Sridhar, R. (2018). Prevalência de parasitas gastrointestinais em pequenos ruminantes e em torno de Chennai, Tamil Nadu. *Jornal Veterinário Indiano* , **95** : 78-79.

Shakya, P., Jayraw, AK, Jamra, N. Agrawal, V. e Jatav, GP (2017). Incidência de nematóides gastrointestinais em cabras e em torno de Mhow , Madhya Pradesh. *Jornal de Doenças Parasitárias,* **41** (4): 963-967.

Sharma, D., Vatsya, S. e Kumar, RR (2016). Impacto do tratamento de nematohelmintos gastrointestinais no peso corporal de ovinos e caprinos. *Jornal de Doenças Parasitárias* , **40** (3): 801-804.

Singh , AK, Das , G., Roy , B. Nath , S., Naresh , R. e Kumar , S. (2015). Prevalência de infecções parasitárias gastrointestinais em cabras de Madhya Pradesh, Índia. *Jornal de Doenças Parasitárias* , **39** (4): 716-719.

Singh, AK, Das, G., Roy, B. , Nath , S., Naresh , R. e Kumar , S. (2016). Prevalência de infecções por estrongilo em cabras da região de Maha Koushal, Madhya Pradesh, Índia , *Journal of Parasitic Diseases* , **40** : 289-291.

Singh, E., Kaur, P., Singla , LD e Bal , MS (2017). Prevalência de parasitismo gastrointestinal em pequenos ruminantes na zona oeste de Punjab, Índia. *Mundo Veterinário* , **10** (1): 61-66.

Singh, R., Bal, MS, Singla, LD e Kaur, P. (2017). Detecção de resistência anti-helmíntica em ovinos e caprinos ao fenbendazol pelo teste de redução da contagem de ovos fecais. *Jornal de Doenças Parasitárias* , **41** (2): 463-466.

Smith, MC e Sherman, DM (2009). Goat Medicine, 2ª Ed., Wiley-Blackwell Publishing, Singapura, p.

Snedecor, GW e Cochran, (1994). Métodos Estatísticos, 7ª Edição, Oxford e IBH Publishing Co., Calcutá, p.

Sorathiya , L.M. , Fulsoundar , AB ., Rao, TK e Kumar, N. (2017). Prevalência e fatores de risco para parasitismo gastrointestinal em rebanhos caprinos criados tradicionalmente no sul de Gujarat. *Jornal de Doenças Parasitárias* , **41** : 137-141.

Sunandhadevi, S., Rao, MLV, Dixit, P., Shukla, PC, Dixit, AK e Das, G. (2017). Prevalência de nematóides gastrointestinais e fatores de risco em cabras em Jabalpur. *Meio Ambiente e Ecologia* , **35** (2A): 920-922.

Swarnakar , G. e Kumawat , A. (2013). Ocorrência de anfíbios patogênicos *Orthocoelium escoliocelium* (Trematoda:Digenea) em Udaipur, Rajastão. *Jornal Internacional de Pesquisa Científica* , **2** : 70-71.

Tizard, IR (2009). Imunologia Veterinária uma introdução. 8ª Edn., Saunders, uma marca da Elsevier Published, Noida, Índia, pp 312-328.

Urquhart, GM, Armour, J., Duncan, JL, Dunn, AM e Jennings, FW (1996). Parasitologia Veterinária, 2ª Ed., Blackwell Science, pp.

Verma , R., Lata, K. e Das, G. (2018). Uma visão geral da resistência anti-helmíntica em nematóides gastrointestinais da pecuária e seu manejo: perspectivas da Índia. *Jornal Internacional de Estudos Químicos* , **6** (2): 1755-1762.

Verma, R., Sharma, DK, Paul, S., Gururaj, K., Dige, M., Saxena, VK, Rout, PK, Bhusan, S. e Banerjee, PS (2018). Epidemiologia de infecções parasitárias gastrointestinais comuns em cabras mantidas na região semiárida da Índia. *Journal of Animal Research* , **8** :39-45.

Wondimu , A. e Gutu , S. (2017). Nematóides gastrointestinais em pequenos ruminantes no distrito de Guto Gida , East Wolloega , Etiópia. *Revista de Medicina Veterinária e Saúde Animal* , **9** (5): 83-87.

Zajac, AM e Conboy, GA (2012). Parasitologia Clínica Veterinária, 8ª [Edn] ., Wiley, Reino Unido, p 3-170.

Zvinorova, PI, Halimani, TE, Matika, FC, Riggio, V. e Dzama, K. (2016). Prevalência e factores de risco de infecções parasitárias gastrointestinais em cabras em sistemas agrícolas de baixo consumo e baixo rendimento no Zimbabué. *Pesquisa de Pequenos Ruminantes* , **143** : 75-83.

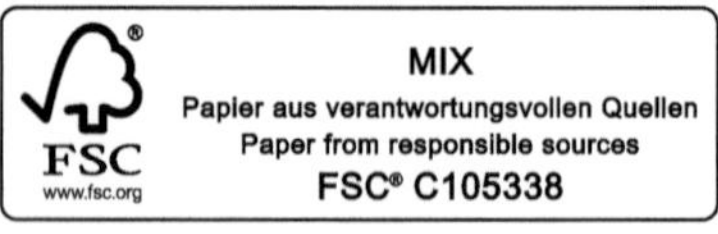

Printed by Books on Demand GmbH, Norderstedt / Germany